中老年健康长寿秘诀

周宇/编

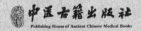

中医古籍出版社
Publishing House of Ancient Chinese Medical Books

图书在版编目（CIP）数据

中老年健康长寿秘诀 / 周宇编. — 北京：中医古籍
出版社, 2022.6
ISBN 978-7-5152-2266-0

Ⅰ.①中… Ⅱ.①周… Ⅲ.①长寿—保健—基本知识
Ⅳ.①R161.7

中国版本图书馆CIP数据核字(2022)第075673号

中老年健康长寿秘诀

周宇　编

策划编辑　姚强
责任编辑　吴迪
封面设计　李荣
出版发行　中医古籍出版社
社　　址　北京市东城区东直门内南小街 16 号（100700）
电　　话　010-64089446（总编室）010-64002949（发行部）
网　　址　www.zhongyiguji.com.cn
印　　刷　天津海德伟业印务有限公司
开　　本　640mm×910mm　1/16
印　　张　16
字　　数　240 千字
版　　次　2022 年 6 月第 1 版　2022 年 6 月第 1 次印刷
书　　号　ISBN 978-7-5152-2266-0
定　　价　59.00 元

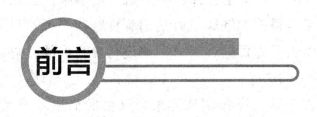

前言

　　中老年人是最应该注重保健的人群。中年虽然是人生最辉煌的阶段，但是生理功能已经由盛转衰：眼睛变花、视物不清，大脑衰老、开始健忘，出现皮肤干皱等现象，骨密度明显降低，腰椎、颈椎、髋关节等出现不同程度的劳损，对脂肪消化能力降低，等等。尤其是在生活和工作节奏越来越快的今天，中年人往往忽略休息、锻炼和营养，免疫功能常常处于失衡状态；脏器功能开始减退，免疫力开始下降。另一方面，人到中年，体力、精力大不如前，却上有老下有小，既要忙于事业，又要处理各种家庭琐事，从而压力倍增。

　　面对身体的变化和生活重心的转移，老年人群的心理也会发生很大变化。他们可能面对退休以后，原有的生活规律被打乱，生理和心理疾病的侵袭，丧偶、死亡的阴影，儿女不在身边，养儿不能防老等问题。此时，如何处理好这些问题，对于老年人拥有一个充实、快乐的晚年至关重要，也是获得健康、长寿的关键。

　　虽然人体的衰老是一个必然的过程，能否健康长寿却取决于自己。早在东晋时期，道教理论家葛洪就提出"我命在我不在天"，要长寿就必须会保健，只有身体健康才能长寿。

健康长寿的内涵包括两个方面：一是机体的健康，就是生理上没有疾病；二是精神的健康，就是拥有良好的心态。只要以健康为基础，以长寿为目标，有意识地进行自我保健，健康的钥匙就掌握在自己手中。

保健方法人人都懂，操作实施起来，又会面临很多困惑，中老年人该如何选择适合自己的运动？饮食方面该注意什么？按摩疗法应该如何操作？怎样顺应季节养生？……为了帮助中老年人妥善解决这些问题，科学、合理地养生保健，我们编写了这本《中老年健康长寿秘诀》，希望能够帮助中老年人，轻松、愉快、健康地过好每一天。

全书围绕中老年人的膳食营养、体育锻炼、作息起居、四时保健、脏腑养生、经络治疗、情志调节这七个方面而展开。书中的内容，既有我国医学宝藏中传统之经典，又有当今国际医学界最前沿的新成果；既注重专业性与科学性，又力求深入浅出，通俗易懂，不失为中老年人自我保健的好帮手。

我们衷心希望通过阅读此书，中老年读者朋友能够正确认识到养生的重要性，继而养成健康生活的好习惯并坚持下去，必然能收获健康和长寿。

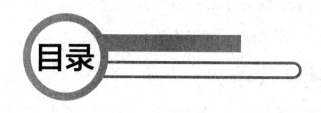

目录

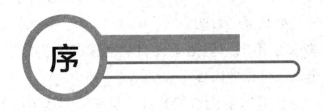

序

寿星都是"养"出来的

» 长寿是世人的普遍愿望

长寿，自古以来就是世人普遍关心的大事。"寿"在人们心目中有着重要而且不可替代的地位，我国许多名胜古迹都有"寿"字的石刻、碑匾。历代对帝王的祈福是"万岁！万万岁！"民间对老人最常使用的一句祈福语是"寿比南山不老松"，即用"南山松"做比喻，企盼健康长寿。中国历史上，秦始皇、汉武帝等帝王，也未能免俗，寻求灵丹妙药，以期长生不老。

人活多大年龄为长寿？据古籍记载，人的自然寿命当在百岁以上，民间也有"百年以后"之说。

自然界一切生物的生命过程都是由诞生、发育、成熟、衰老、死亡这几个阶段组成的。我们知道龟是长寿的，但曹操在

1

《龟虽寿》中写道："神龟虽寿，犹有竟时"，这就是自然规律。人类作为高级动物也未能打破这一自然规律，对这一点我们应有清醒的认识——生命是有尽数的。

虽然人类不能长生不老，但是遵循自然规律和养生之道，我们的寿命可以延长，可以健康百年。

养生之道与健康长寿有着密切的关系，早在两千多年前就已成书的《黄帝内经》里就非常明确地指出："余闻上古之人，春秋皆度百岁，而动作不衰；今时之人，年半百而动作皆衰者，时世异耶？人将失之耶？岐伯对曰：上古之人，其知道者，法于阴阳，和于术数，食饮有节，起居有常，不妄作劳，故能形与神俱，而尽终其天年，度百岁乃去。今时之人不然也，以酒为浆，以妄为常，醉以入房，以欲竭其精，以耗散其真……故半百而衰也。"

这里的"半百而衰"，就是因为不懂得或不实行养生之道而造成的；而"尽终其天年"，就是活到自己应该活到的岁数，这是认真实行了养生之道的结果，即"法于阴阳，和以术数，食饮有节，起居有常，不妄作劳，故能形与神俱，而尽终其天年"。这段话道出了能否保持身体健康、益寿延年的关键，即人们是否懂得并实行养生之道。

》 人的自然寿命究竟有多长

人的自然寿命究竟有多长？这是许多科学家都想解开的谜题。

自然寿命是指生物在没有任何意外使生命缩短的情况下，由第一次呼吸到最后一次呼吸的时间。《尚书》记载："寿，百二十岁也。"认为人可以活到120岁，而现代的研究也支持古人的这一说法。

（1）从理论上讲，人类的寿命长短与哺乳动物的寿命长短有某些共同规律性。国外学者根据研究发现多数哺乳动物的个体寿命是其成熟期的5～7倍，并据此对人类的寿命进行推算，人类发育成熟一般在25岁左右，所以人类的正常寿命应当是125～175岁。

（2）人体自然寿命相当于细胞分裂次数与分裂周期的乘积。人体的细胞自胚胎开始分裂，平均每次分裂周期约为2.4年，可分裂50次以上，因此自然寿命应该在120岁左右。

（3）生物学家通过选择性培养使果蝇的寿命提高了1倍，通过改变某一基因使线虫的寿命延长了70%。此外，用超低热食物喂老鼠，竟使其寿命达到了相当于人活到160岁的水平。

综上所述，经科学估算，人的自然寿命应为120～175岁。换句话说，人是有可能活到120岁以上的。然而，人要活到120岁以上，也绝非易事，导致人类衰老并死亡的原因有很多。

（1）空气与环境。雾霾诱发肺癌的比例已超过烟草，空气污染已成为诱发各种呼吸道疾病的重要"杀手"之一。外界环境中的电离辐射、氧化性环境污染常会诱导异常自由基的产生和蓄积，导致人体老化。

（2）饮食习惯。西方式的"高热高脂"的饮食方式越来越多地影响着人们的生活，引发了多种疾病。

（3）情绪波动。世界卫生组织曾公布，世界上有至少10亿人正经受着精神疾病的折磨。有调查显示，精神疾病的发病率已超过了心血管疾病，高居首位，严重影响着人们的日常生活。

（4）医药的毒副作用。古语说得好："是药三分毒。"长年累月服用药物，在治疗某种疾病的同时，也会给其他器官带来伤害。

» 中老年养生应顺乎自然

养生要顺应自然，生活习惯应合四时阴阳。大自然是万物赖以生存的基础，是人类生命的源泉。《黄帝内经·灵枢》说："人与天地相参也，与日月相应也。"《黄帝内经·素问》说："天食人以五气，地食人以五味。……气和而生，津液相成，神乃自生。"这说明人是禀天地阴阳之气而生的，与自然界息息相通，自然界不仅给人类提供营养、水分、空气、阳光等，以满足人体新陈代谢的需要，同时，自然界的各种变化，不论是四时气候、昼夜晨昏，还是日月运行、地理环境，也会直接或间接地影响人体，使人体相应地出现各种不同的生理或病理反应。

《黄帝内经·灵枢》中说："五脏者，所以参天地，副阴阳，而运四时，化五节者也。"说明人的生命过程，就是五脏功能盛衰变化的过程，人体五脏功能之间不仅有着相互配合的关系，还与自然界的变化保持着协调统一。

想要长寿，必须掌握自然界的变化规律，并且顺乎自然界的运动变化来进行养护调摄，与天地阴阳保持平衡。

怎样才能顺乎自然呢？要按照自然的要求，内养其心，外养其形。正所谓"五谷为养，五畜为益，五果为取，五菜为充"，提倡合理膳食，做到食有定时、定量，均衡地摄取各种营养素，并养成健康的生活情趣。

顺乎自然，就要像自然界一样运动有序。所谓"流水不腐，户枢不蠹"，经常运动的人，全身的血液循环流畅，心肺功能不断增强，五脏六腑通顺，新陈代谢平衡，自然延缓衰老、防病却病、强身健体。

顺乎自然，还要顺应自然规律，把自己的内心活动调节到轻松、旷达、舒展、平衡的状态，避免大喜大悲和激烈的情绪波动。这样不仅有助于血脉流畅，还可以促使机体各器官功能协调、代谢有序，从而增强免疫力，减少疾病的发生。

》想长寿，离不开后天保养

影响人体健康与长寿的因素，有先天因素和后天因素。优越的先天条件如在后天不善于保养，也难免早衰和夭亡。相反，先天条件差者，却善于后天保养，仍然可以健康长寿。《外台秘要》说："夫人生寿夭，虽有定分，中间枉横岂能全免，若能调摄会理，或可致长生。"可见，后天的保养对健康长寿具有极其重要的意义。

相应的方法有很多，但总体应采取综合保养的措施：

1. 要注意调理饮食

饮食不定时定量，或忍饥挨饿，或恣食厚味，或偏食，或五味太偏等，均可导致胃气不足，气血虚衰，影响人体健康。古语曰："不渴强饮则胃胀，不饥强食则脾劳"；"饮食自倍，肠胃乃伤"。《管子》中说："起居时，饮食节，寒暑适，则身利而寿命益。起居不时，饮食不节，寒暑不适，则形体累而寿命损。"所以，中老年人在后天的保养过程中，要注意进食的定量定时，做到饥饱适中，五味调和，营养均衡。

2. 要注意起居有常

李东垣在《脾胃论》中提出，劳役过度可致脾胃内伤。脾为后天之本。后天失养，起居失常，劳逸失度，脾胃伤则元气受伤，各种疾患由此而生。所以，要注意起居的调摄，做到作息规律，劳逸结合，休息方式要多样化，有静有动，协调适度。

3.要注意精神调摄

中医学认为脾主思，思虑过度，忧愁不展，最伤脾胃。对于中老年人来说，往往因事与愿违致情志抑郁，食少纳呆，脘胀嗳气，久则脾胃失健，身体虚弱。因此，要注意情志调畅，保持开朗的性格，乐观的情绪，平衡的心理，不要思虑过度。

4.要注意保养元气

在中医养生学中，调理脾胃以养生具有独特优势，不管是日常饮食还是治病服药，顾护胃气是始终如一的原则。中医学认为，元气是维持生命的根本动力，先天元气虽然对寿命有所影响，但真正要想长寿，还在于后天对元气的维护，"先天之强者不可恃，恃则并失其强矣；后天之弱者当知慎，慎则人能胜天矣"。

为此，张景岳提出养生"四慎"说，即"慎情志可以保心神，慎寒暑可以保肺气，慎酒色可以保肝肾，慎劳倦饮食可以保脾胃"。中医学著作中记载有很多具体的养生内容，如调养脾胃，主张节制饮食、饥饱适宜、饮酒适量；保精治形，阴阳并重；防劳慎色，调情养性；练功固齿，健身延年，等等。这些后天的努力，对于养生来说是非常重要的。

总之，长寿并不是先天决定的，而是得益于后天保养。相关研究也证实，决定长寿的因素中，遗传只占15%，另外85%则要通过后天的努力。

» 起居有常，中老年人养生之要

起居有常，即生活有规律，是人能长寿的一个重要原因。从天体的运动变迁，到人体的生命活动，都有其内在的节律，人的生命一刻也离不开相应的节律。中医学对此早有认识，认为人体气血受日月、星辰、四时的影响而发生周期性的盛衰，故养生也必须起居有常，顺应阴阳之变化。

起居有常也是强身健体、延年益寿的重要途径，其具体内容主要包括以下几点：

1．"作息有时"是健康的保证

古代养生家认为，人的寿命长短与能否合理安排起居作息有着密切的关系。清代名医张隐庵说："起居有常，养其神也。不妄作劳，养其精也。夫神气去，形独居，人乃死。能调养其神气，故能与形俱存，而尽终其天年。"说明起居有常是调养神气的重要法则。神气在人体中具有重要作用，它是对人体生命活动的总概括。人们若能起居有常，合理作息，就能保养神气，使人体精力充沛，生命力旺盛，面色红润光泽，目光炯炯，神采奕奕。反之，若起居无常，不能合乎自然规律和人体常度来安排作息，天长日久则神气衰败，就会出现精神萎靡、生命力衰退、面色不华、目光呆滞无神的现象。

2．遵循"生物钟"，提高人体适应能力

起居作息有规律并保持良好的生活习惯，能提高人体对自然环境的适应能力，从而避免发生疾病，达到延缓衰老、健康长寿的目的。现代医学对人类衰老变化与衰老机理的研究认为，人的寿命长短与遗传有关，每种生物的寿命在遗传基因中都有出生、生长、发育、成熟、衰老、死亡这一过程。现代医学提出了"生命钟"概念，即按"生物钟"的规律演变展现一系列的生命过程，决定着生物寿命的长短。有规律的作息可以在大脑神经中枢建立各种条件反射，并使其不断巩固，形成稳定的良好的生活习惯。一系列条件反射，又能促进人体生理活动有规律地健康发展。可见，养成良好的作息习惯是提高人体适应力，保证健康长寿的重要方法。

3.生活作息失常对人体的危害

如果"起居无节"，便将"半百而衰也"。就是说，在日常生活中，若起居作息毫无规律，恣意妄行，逆于生乐，以酒为浆，以妄为常，就会引起早衰，以致损害寿命。特别是年老体弱者，生活作息失常对身体的损害更为明显。现代研究资料表明：在同等年龄组内，退休工人比在职工人发病率高3倍之多。说明只有建立合理的作息制度——休息、劳动、饮食、睡眠皆有规律，并持之以恒，才能增进健康，尽终其天年。

4."劳逸结合"，建立科学的作息制度

《庄子·让王》中说："日出而作，日入而息，逍遥于天地之间而心意自得。"人生活在自然界中，与自然息息相关。因此，人们的起居休息只有与自然界阴阳消长的变化规律相适应，才能有益于健康。例如，平旦之时阳气始生，到日中之时阳气最盛，黄昏时分则阳气渐虚而阴气渐长，深夜之时则阴气最盛。人们应在白昼阳气隆盛之时从事日常活动，而到夜晚阳气衰微的时候，就要安卧休息，这就是庄子所说的"日出而作，日入而息"，这样可以起到保持阴阳平衡的作用。

5."顺应天时"，寿达天年，无疾而终

现代医学已证实，人的生命活动都遵循着一定周期或节律而展开。如人的情绪、体力、智力等都有一定的时间规律，体

力、情绪和智力的节律周期分别为23、28和33天，每个周期又分为旺盛和衰退两个阶段。人的体温总是凌晨2～6时最低，下午2～8时最高；脉搏和呼吸是清晨最慢，白天较快；血压也是白天高，夜间低。有规律的生活作息能使大脑皮层在机体内的调节活动形成有节律的条件反射系统，这是健康长寿的必要条件。

» 激发自愈力，让疾病不药而愈

中医学有一个很重要的观点：三分治，七分养。而我们对身体的养简单来说就是养元气，因为元气是人活下去的根本，元气充足人就能健康长寿，元气耗尽人的生命也就到头了。因此，中老年人要保持健康的生活习惯，好好养元气、养身体，这样就能少生病，即使已经生病的人也可以得到调养。很多人一过五十岁，明显感觉体力不如从前，精力也不再旺盛，机体活力逐渐下降。这时，不妨通过运动的方式提高自身抵抗力和自愈力，从而远离亚健康和疾病的困扰。生活中，一些中老年人每天坚持步行、太极拳等运动，他们的心肺功能、睡眠情况都得到了不同程度的改善，这就是通过运动把人体的自愈潜能激发出来了。如果一个人总是吃药，习惯借助药物调动体内那点儿元气，自愈力根本得不到发挥，慢慢地它也就衰弱了，不起作用了。

其实，所谓人体的自愈功能，科学的解释就是，生物依靠自身的内在生命力，修复肢体缺损和摆脱疾病与亚健康状态，是一种依靠遗传获得的维持生命健康的能力。这看上去很深奥，其实却是生活中经常见到的现象。

譬如，糖尿病患者的血糖经常会因为饮食或者某种因素暂时性地升高，此时，胰脏大量分泌胰岛素，促使血糖降低；一旦血糖过低时，肾上腺又会分泌副肾上腺素，以提高过低的血糖。另外，天冷时，血管会自然收缩，毛孔也会同时收缩，减少散热，以便阻止热量散失；天热时血管壁又会自动扩张，毛孔也会同时张开，汗腺大量分泌，以加速散热，自动调整身体的温度。

日常保健或许不会在短期内让我们的身体状况有非常明显的改善，只要长期坚持下去，您会发现，身体的抵抗力越来越好了，以前从来不会"缺席"的流行病也离自己越来越远了，即使有些小病痛自己也能"扛"过去了，爬几层楼不再像以前那样气喘吁吁了，这就是保健的重要意义所在。

第一章

中老年人饮食养生：

长寿尽在一粥一饭中

第一节 长寿的密码就藏在食物中

» 要想长寿，膳食平衡是关键

均衡膳食是一个基本的健康要素，不管您想强身健体，还是想延年益寿，都需要使身体的营养需要与外部的膳食供给之间保持平衡状态，使食物提供的热能及各种营养素满足人体生长发育、生理及体力活动的需要，且各种营养素之间要保持适宜的比例。

均衡膳食能为人体提供充足的蛋白质、脂肪、碳水化合物以及无机盐、维生素和适量的纤维素，既满足了人体的各种需要，又能预防多种疾病。

那么，我们如何才能做到均衡膳食呢？要做到以下几点：

1.五谷为养，种类多样

可供人类食用的食物多种多样，各种食物所含的营养成分各不相同。除母乳外，任何一种天然食物都无法提供人体所需的全部营养素。人们的膳食必须由多种食物组成，才能满足人体的营养需要，达到营养合理、促进健康、延年益寿的目的。

中医很早以前就有"五谷为养"的说法，米饭和面食的主要成分是碳水化合物，而碳水化合物是我们身体所需的主要"基础原料"。在合理的饮食中，人一天所需的总热能的

50%～60%应来自碳水化合物，如果我们每顿都少吃饭、多吃菜，就不能摄取足够的碳水化合物来满足身体的需求，长此以往，人就会营养不良，疾病也会不请自来。因此，我们要遵循以"五谷"为主，多种食物搭配的饮食规则。"多种食物"主要包括以下五大类：

谷类及薯类：米、面、杂粮、马铃薯、红薯、木薯等，主要提供碳水化合物、蛋白质、膳食纤维及B族维生素。

动物性食物：肉、禽、鱼、奶、蛋等，主要提供蛋白质、脂肪、矿物质、维生素A和B族维生素。

豆类及其制品：大豆及其他豆类，主要提供蛋白质、脂肪、膳食纤维、矿物质和B族维生素。

蔬菜水果类：鲜豆、根茎、叶菜、茄果等，主要提供膳食纤维、矿物质、维生素C和胡萝卜素。

纯热能食物：动植物油、淀粉、食用糖和酒类，主要提供能量，植物油还可提供维生素E和必需的脂肪酸。

2.多吃蔬菜、水果和薯类

这一点对保持心血管健康、增强机体抗病能力、减少发生眼干燥症的危险及预防某些癌症等起着十分重要的作用。

蔬菜与水果含有丰富的维生素、矿物质和膳食纤维。蔬菜的种类繁多，不同品种所含营养成分各不相同，红、黄、绿等深色果蔬中维生素含量超过浅色蔬菜和一般水果，如猕猴桃、刺梨、沙棘、黑加仑等都是维生素C、胡萝卜素的丰富来源。

而水果含有的葡萄糖、果糖、柠檬酸、果胶等物质又比蔬菜丰富，红黄色水果，如鲜枣、柑橘、柿子、杏等是维生素C和胡萝卜素的丰富来源。

薯类含有丰富的淀粉、膳食纤维以及多种维生素和矿物质，营养也十分丰富。

3. 常吃奶类、豆类及其制品

奶类除含丰富的优质蛋白质和维生素外，含钙量较高，且所含钙的吸收利用率也很高，是天然钙质的极好来源。大量的研究工作表明，给中老年人补钙也可以减缓骨质流失的速度。因此，多吃些奶类食品对身体十分有益。

豆类是我国的传统食品，含丰富的优质蛋白质、不饱和脂肪酸、钙、B族维生素、烟酸等，多吃豆类及其制品对身体十分有益。

4. 常吃适量的动物性食物

鱼、禽、蛋、瘦肉等动物性食物是优质蛋白质、脂溶性维生素和矿物质的良好来源。动物性蛋白质所含的氨基酸组成更适合人体需要，且赖氨酸含量较高，有利于弥补植物性蛋白质中赖氨酸的不足。肉类中的铁较好吸收，鱼类，特别是海鱼所含的不饱和脂肪酸有降低血脂和防止血栓形成的作用。动物肝脏含维生素A极为丰富，还富含B族维生素、叶酸等。

5. 食量与体力活动相平衡

人的体重和健康息息相关，而进食量与体力活动则是控制体重的两个主要因素。食物为人体提供能量，体力活动则消耗能量。如果进食量过大而活动量不足，多余的能量就会以脂肪的形式积存，使得体重增加，久而久之就会发胖；相反，若食量不足，劳动或运动量过大，则会因能量不足引起消瘦，造成身体抵抗力下降。

因此，中老年人要保持食量与能量消耗之间的平衡。活动量较少的人应加强锻炼，如快走、原地跑等，而消瘦的中老年人群则应适当增加食量，以维持正常的营养需求和适宜的体重。

6.吃清淡少盐的膳食

吃清淡的膳食有利于健康，要少吃咸、甜、油性食物，也不要过多地吃动物性食物和油炸、烟熏食物。目前，中国城市居民油脂的摄入量越来越高，这样很不利于健康。我国居民食盐摄入量也过多。流行病学调查表明，钠的摄入量与高血压发病率成正比，因而食盐不宜过多。世界卫生组织建议每人每日食盐用量不宜超过6克。膳食中钠的来源除食盐外，还包括酱油、咸菜、味精等高钠食品及含钠的加工食品，我们应该慢慢减少不合理的盐摄入量。

当然，除了上述几条以外，一个合理的、平衡的膳食结构和规律还包括很多方面，如多饮水等，这里不再赘述。需要注意的是，平衡膳食并不只是一些条条框框，它更多的是一种健康的生活理念。中老年人首先要培养的是平衡膳食的观念，这样才能在饮食的每个细节处多加注意，养成良好的习惯，合理进食，科学进补，从而却病延年，健康长寿。

» 摸清食物的性格——四性五味

食物和药物一样，也有辛、甘、酸、苦、咸五味以及寒、热、温、凉四性。选择饮食，如同选择药物一样，也要根据四性五味来选择。只有根据不同的体质，选择正确的食物，才能起到保养脏器、增强免疫力的作用。

明代医药学家李时珍指出："所食之味，有与病相宜，有与身为害。若得宜则益体，害则成疾。"这句话的意思是，我们平时所吃的食物中，有的对治病有用，有的却会损害身体，只有吃对了食物才能有益于身体健康，吃的不对时就会生病。因此，在食补时，必须要了解食物性味，也要了解自身特性、症状，只有根据不同的病症取食滋补，才能收到良好的效果。

日常生活中很多食物都是寒性或凉性的，如香蕉、冬瓜、绿豆、柿子、芹菜、梨、西瓜、丝瓜、鸭肉等，都属性寒或性凉的食物，有很好的清热、解毒、生津、止咳、解暑的功效，对火气旺盛、内火偏重的中老年人很适合。相应的，性热或性温的食物当然也不少，如我们冬天常吃的羊肉、牛肉，生活在南方阴湿之地的人爱食的辣椒、生姜、茴香等，都有温中、暖胃、散寒、补阳之功效，阳虚畏寒的老人食用较佳，而那些患有热病或者阴虚火旺的人，就要避免摄入这类食物。

而且，随着四季更替，食物也要相应变化。在天气寒冷的秋冬季，就要少吃寒凉性的食品，而到了炎炎夏季，就不能多吃温热性的食物，根据四季气候变化选择饮食才是科学合理的膳食安排。

» 自然什么时候给我们，我们就什么时候吃

按照中医的理论，一年四季的气候变化规律是春生、夏长、秋收、冬藏，人的身体也是如此。中医讲究天人合一，特别注重顺应自然，因此，顺时而"食"也是膳食养生的关键。

如今，我们有各种先进的栽培技术，一年四季都可以买到自己想吃的东西。现在再讲顺时而"食"似乎有点过时了，但这里还是要提醒您：尽量吃应季的东西。

因为，无论什么食物，只有到了它成熟的时令才生长得最为饱满，最有营养，虽然通过一些栽培技术，在别的季节也能吃到，但是只有其形而没有其神。就像我们常见的甜瓜，一般

是7月份才成熟，那时候的甜瓜经过充分的阳光照射，味道很香甜，放在屋子里比空气清新剂还清香，而现在大棚里种的甜瓜，5月份就上市了，看上去也是甜瓜的样子，却根本不好吃，有的甚至都是苦的，完全失去了应有的风味，营养功效自然也比不上自然成熟的。

有些催熟的食物不光味道不好，还有可能致病，就是因为它的生长过程中使用了很多化学药剂。我们吃东西一定要吃应季的，应季食材不仅经济实惠，而且对身体有好处。我们吃东西不能只为了尝鲜，或者寻求一种心理上的满足，吃得放心，吃得健康，才是最重要的。

至于什么季节该吃什么食物，很多民间俗语就是很好的答案：韭菜有"春菜第一美食"之称；"城中桃李愁风雨，春到溪头荠菜花"，荠菜也是很好的春菜；"门前一株椿，春菜常不断"……这些都是符合自然规律的。夏天有"君子菜"苦瓜，"夏天一碗绿豆汤，解毒祛暑赛仙方""夏季吃西瓜，药物不用抓"……夏天多吃这些食物可以解暑除烦，对身体有好处。秋天各种水果都上市了，"一天一苹果，医生远离我"中的苹果，"新采嫩藕胜太医"中的藕，还有梨、柑橘等，都是不错的选择。冬天最常吃的就是大白菜，它可以补中益气，让人来年有个好身体。

» 食物多样，谷类为主，粗细搭配

世界上的食物多种多样，每一种食物的成分和营养价值都不一样，只有食物多样化，才能满足人体的营养需求，全面养护身体健康。对于身体日渐衰弱的老年人来说，更需要通过多样化的食物来为身体提供充足的营养，从而养护健康。

食物多样化能够降低不安全食物带来的威胁。食物在种植或养殖过程中使用的化肥、农药、兽药等化学物质，会在食物中残留，给饮食安全带来风险。当食物种类增多，每种食物的食用量相应就少，食物中可能存在的对人体健康不利的物质的摄入量也就减少。从这个角度说，食物多样化能够降低不安全食品带来的威胁。

此外，多样化的饮食有助于促进中老年人健康，延缓衰老，预防营养不良，增强机体的抵抗力和组织细胞的修复能力。研究表明，饮食多样化可将血糖保持在良好的水平，并且能够降低糖尿病患者心血管并发症的危险。美国全国健康和营养调查及流行病学后续研究结果显示，食用多样化食物的人群发病后存活率较高。

» 中老年人一日三餐的正确安排

《抱朴子》中说，吃饭要少量多次，这样易于脾胃消化吸收。吃多了就会让脾胃受伤，引起消化道疾病。所以吃饭要坚持少量多次的原则。此外，还要注意如下几点：

1. 早餐的注意事项

（1）注意时间：时间要最佳。医学研究证明，7点到8点吃早餐最合适，因为这时人的食欲最旺盛。早餐与中餐以间隔4～5小时为好。如果早餐时间较早，数量应该相应增加，或者将午餐相应提前。

（2）早餐喝水：早餐前应先喝水。人经过一夜睡眠，排尿、皮肤、呼吸消耗了大量的水分和营养，早上起床后处于一种生理性缺水状态。如果只进食常规早餐，远远不能补充生理性缺水。所以早上起来不要急于吃早餐，而应立即饮500～800毫升温开水，既可以补充水分，还可以清理肠道。

（3）热量供给要适当：早餐食谱中各种营养素的量，一般应占全天供给量的30%左右。其中，对在中晚餐可能供给不足的营养，如维生素B等，早餐应适量增加。且主食应做到粗细搭配，使食物蛋白质中的8种必要的氨基酸组成比例更趋平衡，起到营养互补的效果。

（4）烹调制作：早餐既要考虑个体生理特点，又要考虑中老年人的食欲兴趣和口味爱好，最好是热粥、热燕麦片、热豆浆、热牛奶、热咖啡和热茶，切忌喝冰咖啡、冰红茶、冰果汁等，油炸食品要少吃。

（5）酸碱适当：不少老年人习惯早餐只吃馒头、油炸食品、豆浆。虽然上述食品富含碳水化合物及蛋白质、脂肪，但均为酸性食物，若酸性食物在膳食中超量，容易导致血液偏酸性，引起生理上酸碱平衡失调，可出现缺钙症。因此，应适当吃点儿碱性食物，如蔬菜，以便达到膳食酸碱平衡及营养素的平衡。

（6）忌喝冷饮和吃水果：冷水与身体的温度相差太大，会强烈刺激胃肠道，导致突发性痉挛。早上空腹吃水果对身体不好，尤其不宜空腹吃香蕉。香蕉中除了含有助眠的钾，还含有大量的镁元素，若空腹食用，会使血液中的含镁量骤然升高，而镁是影响心脏功能的敏感元素之一。除了香蕉之外，也不能空腹吃菠萝。菠萝里含有强酵素，空腹吃会伤胃，其营养成分必须在饭后吃才能更好地被吸收。

2.午餐的注意事项

午餐不能吃碳水化合物为主的食物，如吃了富含糖和淀粉的米饭、面条、面包和甜点心等食物，会使人感觉疲倦，没有精神。午餐适合吃蛋白质含量高的肉类、鱼类、禽蛋和大豆制品等。这类食物中的优质高蛋白可使血液中酪氨酸增加，使头脑保持敏锐，对理解和记忆功能有重要作用。为了补充足够的体力，应多吃些瘦肉、鲜果或果汁等脂肪含量低的食物。要保证一定量的牛奶、豆浆或鸡蛋等优质蛋白质的摄入，可使人反应灵活，思维敏捷。

3.晚餐的注意事项

（1）晚餐要早吃。晚餐早吃是医学专家向人们推荐的保健良策。有关研究表明，晚餐早吃可大大降低尿路结石病的发病率。在晚餐里，通常含有大量的钙质，在新陈代谢进程中，有一部分钙会被小肠吸收利用，另一部分则进入泌尿系统，被排出体外。人的排钙高峰通常在餐后4～5小时，若晚餐过晚，当排钙高峰期到来时人已入睡，尿液便潴留在输尿管、膀胱、尿道等尿路中，不能及时排出体外，致使尿中的钙不断增加，容易沉积下来形成小晶体，久而久之，逐渐形成结石。

（2）晚餐要以素食为主。晚餐一定要偏素，以富含碳水化合物的食物为主，尤其应多摄入一些新鲜蔬菜，尽量减少过多的蛋白质、脂肪的摄入。现实生活中，由于有相对充足的准备时间，大多数家庭的晚餐非常丰盛，这样对健康不利。摄入蛋白质过多，人体吸收不了，就会滞留于肠道中，导致变质，产生氨、吲哚、硫化氨等有毒物质，刺激肠壁，诱发癌症。若脂肪吃得太多，可使血脂升高。大量的临床医学研究证实，晚餐经常进食荤食的人比经常进食素食的人血脂一般要高3～4倍，而患高脂血、高血压的人如果晚餐经常进食荤食，无异于火上浇油。

（3）晚餐要少吃。有这样一种说法："晚饭少一口，活到九十九。"晚上人们睡觉休息，身体活动量降到最小值。同时，身体的生理状态也不同于白天。如果晚餐摄入过多的营养物质，日久体内脂肪越积越多，人就会发胖，同时又会增加心脏负担，给健康带来不利影响。晚餐吃得太饱，还会出现腹胀，影响胃肠消化和器官休息，引起胃肠疾病。古人言"饮食即卧，不消积聚，乃生百疾"。所以，晚餐要少吃一些，以吃含脂肪少、易消化的食物为佳。一般要求晚餐所供给的热量以不超过全日膳食总热量的30%为宜。晚餐经常摄入过多热量，可引起胆固醇增高，过多的胆固醇堆积在血管壁上会诱发动脉硬化和心脑血管疾病。晚餐过饱，血液中糖、氨基酸、脂肪酸的浓度就会增高，晚饭后人们的活动量往往较小，热量消耗少，上述物质便在胰岛素的作用下转变为脂肪，天长日久，身体就会逐渐肥胖。一般来说，主食以花卷、馒头或米饭、粥或面条汤为主，副食以肉禽类、鱼类、蔬菜为辅，其热能、食量和营养成分即可满足正常人的需要。

» 若想寿命长，饭菜嚼成浆

本篇标题就是一句谚语，讲的是吃饭时要细嚼慢咽，这是很细节的问题。细嚼慢咽不只是一种单纯的口腔动作，也不只关系到口腔的问题，它对于人的健康与疾病的防治都有很大的影响。如果人们能在吃饭时养成细嚼慢咽的习惯，也是养生之妙道。

我国历代医家和养生家都非常看重吃饭时的细嚼慢咽。唐代名医孙思邈在《每日自咏歌》中说："美食须熟嚼，生食不粗吞。"明朝郑暄的《昨非庵日纂》云："吃饭须细嚼慢咽，以津液送之，然后精味散于脾，华色充于肌。粗快则只为糟粕填塞肠胃耳。"清代医学家沈子复在其著作《养病庸言》中说："不论粥饭点心，皆嚼得极细咽下，饭汤勿作牛饮，亦徐呷徐咽。"这些说的都是进食时应细嚼慢咽，狼吞虎咽不可取。

如今，患口腔疾病的人越来越多，这与所吃的食品太精细以及"狼吞虎咽"不无关系，而细嚼慢咽则对人体的健康有着许多好处：

（1）预防口腔疾病。反复咀嚼可让口腔有足够的时间分泌唾液，而唾液中含有多种消化酶及免疫球蛋白，不但有助于食物的消化，还有杀菌作用，可预防牙周病。

（2）促进营养吸收。充分咀嚼会让食物变得细小，使之与消化酶完全混合，被分解成更小的物质，便于人体吸收。

（3）增强食欲。细嚼慢咽可让人的牙齿和舌头感受到食物的美好滋味，从而对中枢神经产生良好的刺激，促进食欲。

（4）减少胃肠道疾病。通过细嚼慢咽，食物在口腔中已得到了精细的加工，可减少胃肠道加工的负担，有利于胃肠道的健康。

（5）有利于减肥。狼吞虎咽者因血糖值上升较慢，只有在胃中充满食物时才有饱腹感，由于进食太多，必然导致肥胖。

（6）促进血液循环。多咀嚼具有改善脑部血液循环的作用。咀嚼时，下颌肌肉牵拉该部位的血管，加速了太阳穴附近血液的流动，从而改善心脑血液循环。

（7）有利于防癌。唾液中含有过氧化酶，可去除食物中某些致癌物的致癌毒性。经过实验发现，唾液腺的分泌物与食物中的黄曲霉素、亚硝胺、苯并芘等多种致癌物接触32秒钟以上，就有分解其致癌毒性的作用。细嚼慢咽可使口腔分泌更多的唾液，并与食物中的致癌物充分接触，从而减少致癌物对人体的危害。嚼的次数愈多，抗癌作用愈强。

另外，您可以饭前喝些水或淡汤，以增加饱腹感，或者多吃耐咀嚼的食品，如红薯条、甘蔗、五香豆、玉米等。

最后，吃饭的时候要专心，不要一边看电视、看书一边吃饭，或者边吃边说，这样就会忽略对食物的咀嚼，也会阻碍食物营养的摄入，甚至会导致营养不良。

» 老年饮食"鸳鸯配"，健康长寿才成对

对中老年人来说，平衡膳食不光要保证各种食物、各道菜肴之间的平衡搭配，也要保证每道菜的营养搭配。食物的搭配对留住食物的营养成分很重要，搭配得好，不但有利于人体很好地吸收食物中的营养成分，使营养价值成倍增加，还可以减少其有可能带来的不良反应，这点对中老年人来说尤其重要。相反，搭配得不合理，就会引起人体一系列地不良反应，使人体内必需的微量元素和维生素吸收大大减少，对身体造成损害。

比如，很多中老年人对土豆丝都情有独钟，这道菜能让人胃口大开，不过单独与米饭搭配在一起，却不是理想的组合。土豆丝的淀粉含量极高，仅用土豆丝配米饭无法补充身体所需的各种维生素。所以，在日常饮食中一定要注意食物搭配，下面就为大家推荐几个称得上"鸳鸯配"的饮食搭配方案：

（1）鸭肉配山药：据《本草纲目》记载，鸭肉滋阴，具有消热止咳之效，山药的补阴功效更强，与鸭肉同食，可除油腻，补肺效果也更佳，对老年人久咳不愈有很好的疗效。

（2）羊肉配生姜：羊肉可补气血和温肾阳，生姜有止痛、祛风湿等作用，而且生姜既能去腥膻，又能助羊肉温阳祛寒之力。二者搭配，可治腰背冷痛、四肢风湿疼痛等。

（3）鸡肉配栗子：鸡肉营养丰富，有造血补脾的功效，板栗也有健脾功效。将二者合烹，不仅使色香味更好，而且提高了食物的营养价值，使这道菜造血补脾的功效更强。

（4）鱼肉配豆腐：鱼和豆腐都是高蛋白食物，但所含蛋白质和氨基酸组成都不够合理。如豆腐蛋白质缺乏蛋氨酸和赖氨酸，鱼肉蛋白质则缺乏苯丙氨酸，营养学家称之为不完全蛋白质，若将两种食物同吃，就可以取长补短，使蛋白质的组成趋于合理，两种食物的蛋白质都变成了完全蛋白质，利用价值提高了。

（5）猪肝配菠菜：猪肝富含叶酸以及铁等造血原料，菠菜也含有较多的叶酸和铁，同食两种食物，一荤一素，相辅相成，是防治老年贫血的食疗良方。

（6）鸡蛋配西红柿：这个搭配我们十分熟悉，想必大家都吃过美味的西红柿炒鸡蛋，但我们却未必明了这种搭配背后的营养规律。鸡蛋中含有丰富的蛋白质和各种维生素，比如B族维生素、烟酸、卵磷脂等，但缺少维生素C，西红柿中含有大量的维生素C，正好弥补了它的缺陷，所以二者放在一起吃能起到营养互补的作用。

（7）牛肉配土豆：这种搭配也十分常见，牛肉营养价值高，有暖胃健脾的功能，但肉质较粗糙，有时会损伤胃黏膜。土豆与牛肉同煮，不但使味道更鲜美，且土豆含有丰富的黏液蛋白，可起到保护胃黏膜的作用。

（8）豆腐配萝卜：豆腐属于植物蛋白，多食会引起消化不良，叫作"豆腐积"。而萝卜与豆腐伴食，有利于豆腐中的营养被人体吸收。

　　由此我们看到，看似简单的一道菜里的食物搭配其实非常有讲究，如果对每种食材没有较深入的了解，就不要随意搭配，因为这样很有可能对我们的身体造成伤害，希望各位中老年朋友谨记。

第二节 长寿老人都在吃什么

» 补药一堆，不如茯苓一两

茯苓的功效十分多：健脾、安神、镇静、利尿，可以说能全方位地增强人体的免疫能力，被誉为中药"四君八珍"之一。

茯苓生长在哪里呢？一般松树枯死或被砍伐后，往往会从枯死的躯干或残留的根上生出新的小枝叶来，中医认为这是大树未绝的精气要向外生发。如果松树枯死后，上面不长小的枝叶，就意味着附近的土壤下有茯苓，是茯苓吸取了大树的精气，使它没有能力再生发小的枝叶。

"人过四十，阴气减半"，如果人的肝木之气得不到足够的阴精制约，就会渐渐偏离常道，在体内妄行，导致头晕、手足摇动等肝风太过的症状出现。而茯苓色白，应坎水之精，恰好能够收敛巽木的外发之气，使它潜藏于坎水之中。所以，茯苓对于中老年人来说绝对是延年益寿的佳品。

在古代，人们对茯苓推崇备至，因为古人认为那是大树之精化生的奇物，有很好的养生功效。相传慈禧太后一日患病，不思饮食。厨师们绞尽脑汁，以松仁、桃仁、桂花、蜜糖等为原料，加以茯苓霜，再用淀粉摊烙外皮，精心制成夹心薄饼。慈禧吃后十分满意，这种饼从此身价倍增。后来此法传入民间，茯苓饼就成了北京名小吃，名扬四方了。

《本草纲目》中说，茯苓补脾利湿，栗子补脾止泻，大枣益脾胃。三者同煮，可以用于脾胃虚弱、饮食减少、便溏腹泻。白茯苓有多种食用方法，最简单的是把茯苓切成块之后煮着吃，还可以在煮粥的时候放进去。另外，可以把茯苓打成粉，在粥快好的时候放进去，这样更容易被人体吸收。

茯苓栗子粥

【材料】茯苓15克，栗子25克，大枣10个，粳米100克。

【制法】加水先煮栗子、大枣、粳米；茯苓研末，待米半熟时徐徐加入，搅匀，煮至栗子熟透，加糖调味食。

本品对食欲不振、腹泻、脾胃虚弱有独特的疗效。

茯苓麦冬粥

【材料】茯苓、麦冬各15克，粟米100克。

【制法】粟米加水煮粥；茯苓、麦冬水煎取浓汁，待米半熟时加入，一同煮熟食。

茯苓可以宁心安神，麦冬养阴清心，粟米除烦热。三者同煮，可用于心阴不足，心胸烦热，惊悸失眠，口干舌燥。

» 胡萝卜，小人参，常吃长精神

胡萝卜是张骞出使西域时引进的，在我国有两千多年的栽培史。中医认为，胡萝卜性甘平，归肺脾，具有健脾化滞、清凉降热、润肠通便、增进食欲等功效。

现代科学研究发现，胡萝卜含丰富的胡萝卜素，在人体内能够转化为维生素A。中国人的膳食结构缺钙和维生素A，胡萝卜正好可以填补这一空白。维生素A有保护黏膜的作用，缺乏维生素 A，免疫力会下降。不同年龄段的人缺乏维生素 A，会有不同反应。中年人缺乏维生素 A，容易引起皮肤干燥、夜盲症等；老年人缺乏维生素 A，就会眼睛发花，视力模糊。

古人很早就发现，胡萝卜是养眼的蔬菜，对夜盲症有很好的改善效果。健康谚语"胡萝卜，小人参；经常吃，长精神"，算是一语中的。因此，我们向中老年人推荐胡萝卜作日常食物。胡萝卜具有多种营养，可以养眼、润肤、美容、护发等，并且还是价廉物美的蔬菜。而且，胡萝卜不怕高温，温度再高也不会破坏其营养，其他的蔬菜就不行。胡萝卜能够补充维生素 A，具有防治老人眼睛发花，保护视网膜的功效。

胡萝卜还被广泛用于防治高血压及癌症。经常吃胡萝卜不容易患感冒，也不容易得胃肠炎。此外，胡萝卜还含有较多的维生素 C、B 族维生素等营养素。因此，胡萝卜被誉为"大众人参"，也就是所谓的"小人参"。

值得注意的是，胡萝卜不能当下酒菜。胡萝卜素与酒精一同进入人体，会在肝脏中产生毒素，引发肝病。

» 四季不离蒜，不用去医院

很多人非常讨厌大蒜，因为吃过蒜后人的口腔内会有一股强烈刺鼻的味道，这种味道在日常交际中易遭人厌烦。其实，大蒜的刺鼻味道有很多方法可以驱除，这并不能成为我们拒绝大蒜的理由。相反，大蒜有很好的保健作用，老年人应该经常食用。

大蒜是人们烹饪中不可缺少的调味品，它既可调味，又能防病健身，被人们誉为"天然抗生素"。大蒜是人体循环及神经系统的天然强健剂，而且没有任何不良反应。数千年来，中国、埃及、印度等国人民不仅将大蒜作为食物，也作为传统药物应用。在美国，大蒜素制剂已排在包括人参、银杏等保健品中的首位，它的保健功能可谓妇孺皆知。大蒜能保护肝脏，使肝细胞脱毒酶更具活性，可以阻断亚硝胺致癌物质的合成，从而预防癌症的发生。同时，大蒜中的锗和硒等元素还有良好的抑制癌瘤或抗癌作用。大蒜的有效成分具有明显的降血脂及预防冠心病和动脉硬化的作用，可预防血栓的形成。

紫皮大蒜挥发油中所含的大蒜辣素等物质具有明显的抗炎灭菌作用，尤其对上呼吸道和消化道感染、霉菌性角膜炎、隐孢子菌感染有显著的功效。另据研究表明，大蒜中含有一种叫"硫化丙烯"的辣素，其杀菌能力可达到青霉素的十分之一，对病原菌和寄生虫都有良好的杀灭作用，可以起到预防流感、防止伤口感染、治疗感染性疾病和驱虫的功效。

从大蒜的诸多功效可以看出，长期食用大蒜对身体的保健是有很多益处的，所以民间才会有"四季不离蒜，不用去医院"的说法。

当然这只是大蒜的一面。《本草纲目》中提到，大蒜味辛性温，辛能散气，热能助火，伤肺、损目、昏神、伐性，久食伤肝。《本草经疏》告诫人们，凡脾胃有热，肝肾有火，气虚血虚之人，切勿沾唇。《本经逢原》中也指出，凡阴虚火旺及目疾，口齿、喉、舌诸患及时行病后也应忌食。至于食用大蒜后产生的强烈的蒜臭味，虽属大蒜一弊，但不难克服。吃大蒜后嚼些茶叶或橘皮，口臭即可消失。

总之，大蒜对人体健康的利远远大于害。春天吃蒜祛风寒，夏季食蒜解暑气，秋天吃蒜避时疫，冬天食蒜暖胃肠。长期坚持食蒜，会增强人体免疫力，减少生病次数，自然就少去医院了。

» 花生又名长生果，常吃寿岁节节高

花生又名长生果、落花生，被誉为"田园之肉""素中之荤"。花生的营养价值非常高，其中含有的优质蛋白质易为人体所吸收。花生仁中还含有十几种氨基酸，其赖氨酸含量比粳米、面粉高出4~7倍。赖氨酸可提高智力、促进生长和抗衰老。花生仁中的某些物质还能润肤，延缓机体细胞衰老和预防动脉硬化。

花生有悦脾和胃、润肺化痰、滋养补气、清咽止痒之效。中医认为，脾胃是人的后天之本，脾胃功能非常重要。花生可以调理脾胃，增强脾胃功能，对人体健康非常有利，能延缓衰老，益寿延年。

此外，花生的功效主要还有以下几种：

（1）淡化色斑。花生富含维生素B_6，维生素B_6具有褪除黑色素斑痕的作用。

（2）健齿。食用花生不产生腐蚀酸，有利牙齿健康。

（3）减肥。花生是高脂高热量食物，但并不会增加体重。因为花生高蛋白、高纤维、质地易碎，容易增加饱腹感，并且饱腹感持续较长时间，可抑制饥饿感，从而减少对其他食物的需要量，降低总能量摄入。花生吸收效率不高，也是体重不会增加的一个原因。另据《中国医药报》报道，花生中的 β-谷固醇可抑制口腔细菌的生长，并具有一定的抗癌作用。中医临床有时也会用花生治疗慢性胃炎、支气管炎等消化和呼吸道疾病。因此，口气不好的人可以每天细细咀嚼少量的花生，能有

效抑制口臭。

很多人都喜欢吃油炸花生米或爆炒花生米，其实这种方式对花生米中的维生素E和其他营养成分破坏非常大。而且花生本身就含有大量的植物油，高温烹制后，花生的甘平之性就会变成燥热之性，经常食用容易上火。所以，吃花生的最好方式是煮着吃，这样既能留住营养，又好吸收。

还有些人经常把花生仁（油氽的、椒盐及带壳的花生）和拌黄瓜作为下酒菜，其实这种吃法是错误的，容易造成腹泻，甚至食物中毒。

此外，有四种人不适合吃花生：

（1）高脂血症患者。花生含有大量脂肪，高脂血症患者食用花生后，会使血液中的脂质水平升高，而血脂升高往往又是动脉硬化、高血压、冠心病等病疾的重要致病原因。

（2）胆囊切除者。花生里的脂肪需要胆汁去消化。胆囊切除后，贮存胆汁的功能丧失。这类人群如果食用花生，没有大量的胆汁来帮助消化，容易引起消化不良。

（3）消化不良者。花生含有大量脂肪，肠炎、痢疾患者及脾胃功能不良者食用后，会加重病情。

（4）跌打瘀肿者。花生含有促凝血因子，跌打损伤、血脉瘀滞者食用花生后，可能会使血瘀不散，加重肿痛等症状。

此外，花生含油脂特别多，患有肠胃疾病的中老年人不宜大量食用。

» 预防老年疾病，木耳显身手

黑木耳，生长在朽木上，古人称之为"树的鸡冠"，因其形似人耳，色黑或褐黑，故名黑木耳。黑木耳营养极为丰富，据史料记载，它最初是古代帝王独享之佳品。由于其营养丰富，滋味鲜美，被人们誉为"素中之荤"。

黑木耳味甘性平，有滋养脾胃、补血润燥、活血通络的功效，适用于痔疮出血、便血、痢疾、贫血、高血压、便秘等症状。

现代医学研究表明，每天食用5～10克黑木耳，产生的抗血小板凝集作用与每天服用小剂量阿司匹林的功效相当，因此人们称黑木耳为"食品阿司匹林"。阿司匹林有不良反应，经常吃会造成眼底出血，而黑木耳没有不良反应，更受人们青睐。

同时，黑木耳具有降低胆固醇的作用，不仅对冠心病，对其他心脑血管疾病以及动脉硬化症也具有较好的防治和保健作用。

黑木耳中含有两种物质：丰富的纤维素和一种特殊的植物胶原。这使得它具有促进胃肠蠕动，促进肠道的排泄、减少对食物中的脂肪的吸收，从而起到防止肥胖的作用。它还能防止便秘，有利于体内有毒物质的及时清除和排出，从而起到预防直肠癌及其他消化系统癌症的作用。老年人，特别是经常便秘的老年人，坚持食用黑木耳，常食木耳粥，对预防多种老年疾病、防癌、抗癌、延缓衰老都有良好的效果。

黑木耳中的含铁量非常高，比菠菜高出20倍，比猪肝高出约7倍，是各种荤素食品中含铁量最高的。中医认为，黑木耳味甘性平，有凉血、止血作用，主治咯血、吐血、衄血、血痢、崩漏、痔疮出血、便秘带血等。其含铁量高，可以及时为人体补充足够的铁质，是一种天然补血食品。

黑木耳对胆结石、肾结石、膀胱结石等内源性异物也有比较显著的化解功能，其所含的发酵素和植物碱，具有促进消化道与泌尿道各种腺体分泌的特性，并可以协同这些分泌物催化结石，滑润管道，使结石排出。同时，黑木耳还含有多种矿物质，能对各种结石产生强烈的化学反应，剥脱、分化、侵蚀结石，使结石缩小、排出。对于初发结石，每天吃 1～2 次黑木耳，疼痛、恶呕等症状可在 2～4 天内缓解，结石能在 10 天左右消失。对于较大、较坚固的结石，其效果较差，如长期食用黑木耳，亦可使有些人的结石逐渐变小、变碎，排出体外。

» 生栗子嚼成浆，让您到老腿脚好

古代有一首诗"老去自添腰脚病，山翁服栗旧传方"。就是说，腰脚出了小毛病，就要吃栗子。

栗子，味甘性温，通肾、益气、厚胃肠，能治肾虚、腰腿无力，古代医书里有很详细的记载。

中老年人腰腿疼痛可以多吃栗子，吃时要"三咽徐收白玉浆"，就是把栗子放在嘴里，然后慢慢地、仔细地嚼，直到嚼成浆再咽下去，还得咽三回，这样才能够有效地缓解腰腿疼痛。

常言道，人老腿先老。这话一点都不能马虎，人得在年轻的时候就注意增加腿部力量。除了运动，还可以多吃栗子。古代的燕赵之地有木本粮食，即枣和栗子，板栗当时对燕赵之地的民众健康发挥了很重要的作用。

中医把栗子列为药用上品，认为栗子能补肾活血、益气厚胃，可与人参、黄芪、当归媲美，尤其对肾虚有良好疗效。现代医学认为，栗子含有丰富的不饱和脂肪酸、多种维生素以及矿物质，有预防和治疗高血压、冠心病、动脉硬化、骨质疏松等疾病的作用，所以对老年人颇为适宜。

栗子以风干为佳，一次服食不宜过多，如要治腰腿病，须生食，细嚼，连液慢咽。栗子加工方法多样，可炒可煮，还可自制栗子粉，加糖和少量奶油、奶酪拌食，口感犹如吃蛋糕。栗子与白果一同炖煮，再加百合，更是秋季补益的佳品。

» 早吃三片姜，胜过人参汤

早晨起床的第一件事就是要吃一小匙生姜末，这是百岁老人郑桂英坚持了几十年的习惯，也是她的养生之道。

我国北宋著名文学家、美食家苏东坡在《东坡杂记》中记载了一则常年食生姜而延年益寿的故事。苏东坡在杭州任太守时，有一天他到净慈寺去游玩，拜见了寺内住持。这位住持年逾80，仍鹤发童颜，精神矍铄。苏东坡感到惊奇，便问他有何妙方可以求得延年益寿。住持微笑着对苏东坡说："老衲每天用连皮嫩姜切片，温开水送服，已食四十余年矣。"

生姜可以延年益寿，颐养天年。食用生姜并不是这位住持的首创，儒家学派创始人孔子早在春秋战国时期就已认识到食用生姜具有抗衰老的功效。他一年四季食不离姜，但他不多食，每次饭后食姜数片。在那个饱尝战祸、颠沛流离的年代，孔子活到了73岁，这恐怕与他重视食用生姜有着密切的联系。

在日常生活中，人们都把生姜当作调味品。因为生姜具有独特的辛辣芳香气味，可以去鱼肉腥味。此外，生姜还含有挥发油、姜辣素（老姜含量较高）、树脂、纤维、淀粉等成分。食用生姜在我国已有两三千年的历史，长沙马王堆一号汉墓的陪葬物中就有生姜。生姜可以却病养生，它不仅是调味佳品，还是宝贵的中药材。

据现代药理研究，生姜含有姜醇、姜烯、姜辣素等多种成分，具有解热、镇痛、抗炎、镇静、催眠、抗惊厥、兴奋心脏等作用。生姜含有的辛辣姜油和姜烯酮，对伤寒杆菌、沙门菌等病菌有强大的杀灭作用。

"上床萝卜下床姜，不劳医生开药方"，民间广泛流传的这一俗语，道出了生姜除病养生的中药保健功效。

生姜可以防止动脉血管硬化。生姜可以降低胆固醇，抑制前列腺素的合成。服用生姜可以防止血小板集聚，防止血栓形成，还不产生任何不良反应，对维护血管的弹性，防止动脉硬化，预防心肌梗死有特殊的功效。

生姜可以治疗胃溃疡、类风湿关节炎等病症。每天口服鲜姜5克或生姜粉0.5～1.5克，可以治疗类风湿关节炎，不仅可减轻疼痛、肿胀的症状，还能改善关节的活动能力。

生姜还有美容作用。生姜中含有一种"姜辣素"，对心脏和血管有一定的刺激作用，可使心跳加快、血管扩张、血液循环加快、流动到皮肤的血液增加。这可能与中医所说的生姜能"宣诸络脉"有关。络脉布于体表，受经脉的营养，以滋养肌肤。皮肤黯黑在很大程度上是络脉不通畅引起的，生姜能使络脉通畅，供给正常，自然会容光焕发。用生姜泡澡，可以通过发汗、排汗达到消耗热量、燃烧脂肪、瘦身健美的目的。

生姜具有抗衰老的功能。现代医学研究证明，生姜含有比维生素E作用大得多的抗氧化成分。这种成分能减轻人体自由基活跃所产生的被科学家比喻成"体锈"的有害产物，老年斑就是这种"体锈"的外部表现，常吃生姜有助于使老年斑推迟发生或逐渐消退。

生姜可以预防胆结石。生姜中所含的姜酚，能抑制前列腺素的合成，并有较强的利胆作用。因此胆囊炎患者常食生姜，可防止胆结石的形成，预防胆结石症的发生和发展。

民间早就流传着"晨吃三片姜，赛过人参汤"的说法，郑桂英老人的长寿经为这种说法提供了新的佐证。

» 每天一袋奶，老而不衰就这么简单

奶是营养价值非常高的一种食物，具有补充钙质，增强免疫力、护目、改善睡眠、美容养颜和镇静安神等保健功效。每天喝一袋奶，可提高免疫力，为健康增加保护屏障。

然而，牛奶并非简单一喝就能产生营养价值，只有科学地喝牛奶，才能喝得更健康，发挥它的营养价值。喝牛奶有以下几个注意事项：

（1）早晨饮用，切忌空腹。一般晨起后人会感到口干，有些人就拿牛奶解渴，一饮而尽，好不酣畅。如此"穿肠而过"，胃来不及消化，小肠来不及吸收，牛奶的营养价值也就无从体现。况且，如果单纯以一杯牛奶作为早餐，热量也是不够的。为此，早上饮用牛奶时一定要与碳水化合物同吃。具体吃法可以用牛奶加面包、点心、饼干等，干稀搭配。可先吃点面包、饼干，再喝点牛奶，也可以在牛奶中加大米、麦片或玉米等做成牛奶粥。牛奶中所含的丰富的赖氨酸可提高谷类蛋白质的营养价值，也可使牛奶中的优质蛋白质发挥其应有的营养作用。

（2）小口饮用，有利消化。喝牛奶时最好小口慢慢饮用，切忌急饮。对碳水化合物要充分咀嚼，不要狼吞虎咽。这样，

可以延长牛奶在胃中停留的时间，让消化酶与牛奶等食物充分混合，有利于消化吸收。

（3）晚上饮用，有助睡眠。很多人会问何时饮用牛奶好。按照一般的习惯，以早上或晚上饮用者居多。一般来说，如果每天饮用2杯牛奶，可以早晚各饮1杯。如果每天饮用1杯奶，则早晚皆可。晚上饮用牛奶可在饭后两小时或睡前一小时，这对睡眠较差的人可能会有所帮助，因为牛奶中含有丰富的色氨酸，具有一定的助眠作用。

（4）冷饮热饮，任君自便。牛奶煮沸后，其营养成分会受点影响，如B族维生素含量会降低，蛋白质含量会有所减少，但总的损失不会很大，饮用方式要看各人的习惯和胃肠道对冷牛奶的适应能力而定。一般而言，合格的消毒鲜奶只要保存和运输条件符合要求，完全可以直接饮用。需要低温保存的消毒鲜奶在常温下放置超过4小时后，应该将其煮沸后再饮用，这样比较安全。

（5）特殊人群，巧选品种。有些人喝了牛奶以后，会出现腹胀、腹痛、腹泻的症状，医学上称之为"成人原发性乳糖吸收不良"。患有此症者可选食免乳糖的鲜奶及其制品，或直接喝酸奶。对高脂血症和脂肪性腹泻患者而言，喝全脂牛奶就不太合适，可改喝低脂或脱脂牛奶。老年人容易骨质疏松，可以喝添加钙质的高钙牛奶。

» 海菜海中长，多吃寿命长

海菜是在海洋中生长的各种可食性植物的统称。海菜被誉为海洋中的"黑色食品"，营养丰富，含有人体需要的多种物质。

人们最为常见的当属海带。海带是大叶藻类植物，又名海草、昆布等，生长在海水中，柔韧而长如带子，故得其名。海带是一种营养丰富、价格低廉且常年可食的海产蔬菜，其风味独特，色调别致，凉拌、荤炒、煨汤均可，是家庭佐膳佳品。

海带具有较高的营养保健价值，被誉为"海上蔬菜""长寿菜""含碘冠军"。早在1500多年前的晋朝，我国的医学家就知道海带可治"瘿病"（甲状腺肿）。明朝李时珍的《本草纲目》说，海带主治12种水肿、瘿瘤聚结气、瘘疮。唐宋以来，海带被誉为延年益寿的补品，这是有一定道理的。

常吃海带可抗癌。美国一放射矿区甲状腺肿和白血病发病率较高，为了防治甲状腺肿，该矿区居民掀起了吃海带热。结果不仅大部分甲状腺肿得以治愈，而且还出人意料地对治疗白血病产生了良好的疗效。

近年来，专家发现癌症病人的血液多呈酸性，血液趋于酸性可能是癌症预兆之一。随着生活水平的提高，大量酸性食品如肉类涌上了餐桌，使血液趋于酸性，容易导致癌症发生。而海带素有"碱性食物之王"的美誉，多食海带，可以防止血液酸化，有助于防治癌症。

中老年人常吃海带可防高血压。海带中含有一种海带多糖，能降低人体血清中胆固醇、三酰甘油的浓度。此外，海带多糖还具有抗凝血的作用，可阻止血管内血栓的形成。海带中还富含纤维素，可以和胆酸结合排出体外，减少胆固醇合成，防止动脉硬化。近年来，医学家们发现缺钙是发生高血压的重要原因，而海带含钙量极为丰富，对高血压的防治无疑大有好处。

常吃海带可以治疗糖尿病。海藻中的活性多肽，其功能同胰岛素相似，对糖尿病患者有较好的治疗和保健功能。糖尿病人食用海带后，能延缓胃排空与通过小肠的时间，可减免胃的饥饿感，又能从中吸收多种氨基酸与矿物质，因此是理想的饱腹剂，可以帮助糖尿病患者控制饮食，有利于控制血糖水平。

吃海带可以治便秘。海带中1/4的成分是藻朊酸，藻朊酸与食物纤维素同样不被身体消化就进入大肠，可刺激肠蠕动，有促进排便的作用。因此，海带可以扫除肠道中的食物残渣，起到清洁作用，又预防便秘。

患有肾脏疾病的中老年人应多吃海带。据《中国食品报》报道，海带表面有一种白色粉末，略带甜味，叫甘露醇。海带含有较高的甘露醇，具有良好的利尿作用，可治疗肾衰竭、药物中毒、浮肿等。另外，海带中还含有一种叫藻酸的物质，这种物质能使人体中过多的盐排出体外，不仅对高血压患者有好处，对肾病也有独特的预防作用。

常吃海带可以美发。近年来研究发现，黄头发的产生主要是由于酸毒症的存在，白头发的产生主要是由于酸毒症的发展所致。海带属碱性食品，可改善酸毒症，所含的营养物对美发也大有裨益。因此，常吃海带，对头发的生长、润泽、乌黑、光亮都具有特殊的功效。

海菜海中长，多吃寿命长。由于海产品生产的快速发展，无论是海边还是内地，都能买到各种海产品，特别是海带，不但供应充足，而且价格便宜。只要我们充分认识海菜在延缓衰老、抗御疾病中的作用，就会自觉、科学地食用海菜。

第三节　长寿老人都在喝的"长寿水"

» 水疗，治愈百病最低廉的灵药

大多数中老年人判断体内缺水的信号是"口干"，其实很多慢性疼痛，比如腰部疼痛、偏头痛、肠炎疼痛等，都是身体因缺水而发出的危机信号，换句话说，疼痛是体内缺水的缘故，可以用水来治疗。以肠炎性疼痛为例，左腹下方出现的肠炎性疼痛是身体缺水的一种信号，这种疼痛往往与便秘有关，是持续缺水造成的。

在脱水状态下，食物残渣的含水量自然小于正常含水量，由于食物残渣蠕动的速度减缓，大肠就得加强吸收和挤压作用，导致大肠中的固体残渣的最后一点儿水分也被吸走。因此，便秘不畅是脱水症的并发症。如果摄入较多食物，输送到大肠的固体废物就会增加，加重排便的负担。这一过程就会引起疼痛。如果我们能摄入足量的水，左腹下方由便秘不畅引发的疼痛就会消失。

再有就是一些冠心病患者，出汗、活动、夜尿增多、进水量过少等原因都会造成血液浓缩、循环阻力增高、心肌供血不足，从而导致心绞痛。早晨，由于生理性血压升高、动脉内的斑块易松动脱落、血小板活性增高等原因，容易诱发急性心肌梗死。若能每晚睡前及晨间各饮一杯（250毫升）温开水，可使血黏度大大降低，流速加快，有效预防和减少心绞痛及心肌梗死的发生。

缺血性脑梗死所致的中风占急性脑血管病的半数以上，尤以老年人为多，且常发生于夜间。由于动脉粥样硬化，管腔狭窄，夜间迷走神经功能亢进，血流减慢，血液变稠，极易发生缺血性脑梗死，不常饮水及夜尿增多的老人若能在睡前及半夜各饮一杯开水，可降低血黏度，在很大程度上能预防或减少缺血性中风。

另外，水还可以预防癌症。国外专家研究认为，每日饮水2.5升可减少致癌物的数量及致癌物与膀胱内壁接触的时间，使膀胱癌的发病率减少一半。此外，每日清晨饮一杯开水可清洁胃肠道，清除残留于消化道黏膜皱襞之间的食糜，促进肠蠕动，软化粪便，加速排泄，减少食糜及粪便中有害物质及致癌物对胃肠道黏膜的刺激，既可通便，防止习惯性便秘的产生，又可预防和减少消化道的癌症。

水是世界上最廉价、最具治疗力量的奇药，中老年人一定要及时、科学地饮水，这样有助于缓解病痛，促进健康长寿。

» 饮水的五个"良辰吉时"

中老年人群喝水有五个"良辰吉时"：

（1）睡前。研究表明，中老年人晚间睡前不饮水，可导致血浆浓缩、血液黏稠度升高和血小板凝聚能力亢进，可促进体内血栓的形成。对于中老年人或患心脑血管缺血性疾病的人，晚间睡前饮杯水，可以预防致死性梗死。不少中老年人不习惯睡前饮水，是怕夜间起床排尿。其实，中老年人膀胱萎缩，容量减少，不饮水照样也要起床排尿。

（2）半夜。中老年人由于肾脏收缩功能减退，夜间尿多，很容易导致体内缺水，使血液黏稠，心脑血流阻力加大，易引发心脑血管病变。对于患有心脑血管病的老人来说，因血管内膜发生变化，血液黏滞性偏高，易形成缺血性脑中风，夜间缺水更加大了这种危险。因而，中老年人半夜饮水很重要。

（3）起床后。中老年人在夜间睡眠时，因排尿、出汗、呼吸，体内相对缺水，导致血液浓缩、血流缓慢、机体代谢物积存。所以，早晨起床以后，应当先空腹喝一杯白开水或茶水，既可及时补充水分，又可起到稀释血液的作用，不但有利于新陈代谢，而且对缓解心脑血管疾病也大有好处，有预防高血压、脑血栓、心肌梗死等疾患发生的作用。

（4）跑步前。饮水后跑跑步，水分可使胃肠道保持清洁，还有助于肝脏的解毒以及肾、内分泌功能的改善，可以提高免疫功能，预防感冒、咽喉炎、关节炎和某些皮肤病。

（5）用餐前后。有的中老年人认为，饭前、饭后饮水会冲淡唾液、胃液，削弱它们的消化作用。其实，用餐前后喝点儿水不仅不会削弱消化，反而会帮助消化，只是喝水一定要少、速度一定要慢，并切忌喝冰水。

» 中老年人正确的饮水方式

合理科学的饮水对中老年人的健康起着至关重要的作用，不科学的饮水方式不仅起不到养生保健的作用，还会对身体造成危害。所以，中老年人一定要掌握正确的饮水方式。

（1）不要喝生水。特别是农村的天然水源，如湖、河、井水，天然水源中往往含有大量的致病微生物。

（2）不要喝反复烧开的水。因为开水久煮后，一部分水会变成蒸汽跑掉，原来溶解在水中的一些矿物质和无机盐及其他化学元素，还有一些金属元素如汞、铝等有害物质的比重也就会相应增加。特别是硝酸根离子在长时间的煮沸过程中，会被还原成亚硝酸根离子，引起血液中毒。长期饮用这样的水，无疑对中老年人的健康十分有害。

（3）每日饮水量要达到1200毫升。中老年人每日蔬菜、水果的摄取量较少，摄取的食物量也有所减少，蛋白质、脂肪、碳水化合物的代谢水量达不到300毫升，因此，中老年人应适当增加饮水量，每日饮水至少1200毫升。

（4）水温在30℃以下最好。30℃以下的温开水比较符合肠胃道的生理功能，不会过于刺激肠胃道，避免血管收缩或刺激蠕动。

（5）少量多饮。一次喝水过多、过少都不利健康。一下子饮水过多，即使没有水中毒，大量的水积聚在胃肠中，也会使人胸腹胀满，还会冲淡胃液，导致胃肠的吸收能力减弱。而饮水过少，则不能令身体真正吸收、利用。正确有效的饮水方法是一口气将一整杯水（200～250毫升）喝完，而不是随便喝两口就算了。

（6）未渴先饮。有些人没有养成定时喝水的习惯，只有口渴了才想起来要喝水。口渴，实际上说明体内已严重缺水，人体很多器官可能已经因脱水而受到伤害，因此不要等到身体告诉您它"缺水"了才喝。

（7）不要喝得太快太急。喝水太快太急，容易引起打嗝或是腹部胀气。肠胃虚弱的人，喝水更要慢。剧烈运动后的喝水方法是，先用水漱漱口，润湿口腔和咽喉，然后喝少量水，停一会儿，再喝一些，让机体慢慢吸收。

（8）中老年人在锻炼前后、洗澡前后等，均需注意水分的补充。尤其是患中暑、发热、呕吐、腹泻等病症时以及大汗后，体内损失水分增多，更应及时予以补充。

» 果蔬汁是"脂肪杀手"

中老年人可以试着用家中的蔬菜、水果制作美味的果蔬汁，既天然又健康，对促进排便也大有益处。

菠菜苹果汁

【材料】菠菜100克，苹果50克，脱脂奶粉10克。

【制法】先将菠菜用水冲洗干净，入果汁机中取汁；苹果洗净，去核，入果汁机中取汁；脱脂奶粉用水溶解，搅拌均匀，与菠菜汁、苹果汁搅拌均匀，即成。

【功效】本品具有润肠通便之功效。

胡萝卜芹菜汁

【材料】胡萝卜50克，芹菜100克，柠檬汁5克。

【制法】先将胡萝卜、芹菜充分冲洗干净，去杂、切碎，入果汁机取汁，然后将三种汁与水同入玻璃杯中，搅拌均匀，即成。

【功效】本品可作为一般饮料使用，常饮生菜汁比吃这两种熟菜通便效果更佳。

海带根饮

【材料】4~5厘米长的海带根3~5片。

【制法】将海带充分洗净，放入一杯温开水中，用保鲜膜封上杯口，浸放一夜泡出海带里的藻阮酸、果胶酸等成分。

【功效】本品具有刺激肠道蠕动之功效，适用于肠道功能弱之便秘患者。

香蕉苹果奶

【材料】香蕉1根，苹果半个，牛奶100毫升，小麦胚芽50克，蜂蜜50克。

【制法】将香蕉去皮；苹果去皮、核，切成小碎块；然后将所有材料一并倒入搅拌器内，充分搅拌成糊状，即成。

【功效】可增加食物纤维，促进肠胃蠕动，有利于排便，适用于各种类型的老年便秘患者。

胡萝卜草莓汁

【材料】胡萝卜、草莓各250克，柠檬1片，白糖和冰块适量。

【制法】将胡萝卜洗净，切成黄豆大小的块状；草莓洗净，除去根蒂，分别用消毒纱布挤压汁液，注入玻璃杯中，再加碎冰和白糖，扭挤柠檬片，把柠檬汁滴入玻璃杯中。

【功效】本品和胃消食，便秘者饮之有益。

香蕉卷心菜汁

【材料】香蕉150克，卷心菜250克，柠檬汁5毫升，蜂蜜15克，冰水（或凉开水）适量。

【制法】将卷心菜洗净，切丝剁碎，再将剁碎的卷心菜用纱布挤压出汁，待用；把香蕉去皮，捣成香蕉泥，与卷心菜汁混合，加入柠檬汁及蜂蜜，调和均匀，放入冰箱内镇凉，即成。

蜜汁三果

【材料】香蕉、苹果、鸭梨各150克，橘子80克，白糖

50克。

【制法】将苹果、鸭梨去皮、核，洗净，均切成1厘米见方的丁块；橘子去皮摘净络膜。将清水300毫升倒入锅内，烧开后下入梨丁，煮8分钟，下入苹果丁和白糖，再煮8分钟，放入橘子瓣，见沸时全部取出，晾凉，倒入汤碗内，放入冰箱镇凉，即可食用。

【功效】苹果中的果酸、纤维素和半纤维素具有吸附胆固醇，并使之随粪便排出体外的功能。苹果因含钾元素，能促进钾盐的排出，因而能降低血压。

山楂核桃茶

【材料】核桃仁150克，白砂糖200克，山楂50克。

【制法】核桃仁加适量水浸泡30分钟，洗净后再重新加少许水，磨成浆，加适量水稀释调匀，装容器备用；山楂洗净入锅加适量水，在火上煎熬3次，每次20分钟，过滤去渣，取汁浓缩为2000毫升。锅置火上，倒入山楂汁，加入白糖搅拌，待溶化后，再缓缓倒入核桃浆，边倒边搅匀，烧至微沸出锅装碗，即成。每日饮用2次，每次15～20毫升。

【功效】本品有助消化、宽肠通便的作用。

山楂橘子汁

【材料】山楂汁30毫升，橘子汁150毫升，荸荠60克，白糖70克。

【制法】将荸荠洗净，剥皮捣碎，加水200毫升，置火上煮40分钟，离火过滤去渣取汁，加入白糖、山楂汁、橘子汁及少量凉开水，充分搅拌，混合均匀，晾凉后放入冰箱内镇凉。

【功效】本品酸甜可口，美味清香，且有润肠通道，防便秘之功效。

» 茶疗的十七个"金玉良方"

萝卜茶

【材料】白萝卜100克，茶叶5克。

【制法】先将白萝卜洗净切片煮烂，略加盐调味，再将茶叶冲泡，5分钟后倒入萝卜汁内服用，每天2次。

【功效】有清热化痰、理气开胃之功，适用于咳嗽痰多、纳食不香等症。

银耳茶

【材料】银耳20克，冰糖20克，茶叶5克。

【制法】先将银耳洗净，加水与冰糖炖熟，再将茶叶泡5分钟，取汁和入银耳汤，搅拌均匀服用。

【功效】有滋阴降火、润肺止咳之功，适用于阴虚咳嗽。

橘红茶

【材料】橘子3～6克，绿茶5克。

【制法】二者用开水冲泡，再放锅内水蒸20分钟后服用，每日1剂，随时服用。

【功效】有润肺消痰、理气止咳之功，适用于咳嗽痰多、黏而咳痰不爽之症。

玫瑰花茶

【材料】干玫瑰花适量。

【制法】干玫瑰花放入茶杯中，冲入热水饮用。

【功效】玫瑰花性温味甘，适合肝胃气痛、胸口胁下胀满疼痛、易怒者饮用。

荷楂菊茶

【材料】荷花、山楂、金银花、菊花各适量。

【制法】荷花、山楂、金银花、菊花加水煮沸饮用。

【功效】荷花性味甘平,清肺热,祛湿消肿;山楂酸甘,行瘀血;金银花甘寒,清热。容易疲倦、大便溏稀、脸色苍白者不适合饮用。

杞菊药茶

【材料】枸杞子、白菊花、绿茶各10克。

【制法】用沸水泡10分钟饮用。

【功效】菊花味甘苦;枸杞性味甘平,滋阴润燥,视力不好、口干、头晕目眩者适合服用。手足冰冷、脾虚易腹泻者不宜饮用。

生姜茶

【材料】绿茶5克,生姜8片,葱白5～8根。

【制法】上述混合后用沸水冲泡5分钟,每日1～2剂。

【功效】有祛风发汗之功效,适用于风寒感冒。

银花茶

【材料】金银花20克,茶叶5克。

【制法】用沸水冲泡5分钟,每日2剂,多次服饮。

【功效】可清热解毒,辛凉解表。

蜂蜜茶

【材料】蜂蜜5毫升,茶叶3克。

【制法】二者混合后用沸水冲泡5分钟,每日3剂,饭后饮。

【功效】可润肺、益胃、通便。

浓糖茶

【材料】茶叶50克,红糖50克。

【制法】二者加水煎至汤发黑时服饮,每日1剂。

【功效】可收敛、消积,适用于腹泻。

杜仲茶

【材料】杜仲叶6克，高级绿茶6克。

【制法】二者混合后用沸水冲泡5分钟，每日1剂。

【功效】可补肝肾、降压、强筋骨，适用于高血压及心脏病。

山楂茶

【材料】山楂片25克，绿茶1克。

【制法】二者混合后用沸水冲泡5分钟，每日1剂，3次服用。

【功效】可消食、降脂，适用于冠心病。

香蕉茶

【材料】茶叶10克，香蕉50克。

【制法】茶叶用沸水冲泡后去渣取汁，香蕉去皮后切碎，与蜂蜜少许同和茶汁，每日1剂，多次服用。

【功效】可降压、润燥、滑肠，适用于冠心病、高血压和动脉硬化。

葱枣茶

【材料】大枣25克，甘草5克。

【制法】二者用水煎沸15分钟，趁热加入葱须25克、绿茶0.5～1克，每日1剂，温服。

【功效】可清热，治疗呕吐腹泻。

竹叶茶

【材料】竹叶10克，茶叶5克。

【制法】二者混合后用沸水冲泡5分钟，每日1剂，频服。

【功效】可清热、泻火、利尿、通淋，适用于急性尿路感染、小便淋涩不通。

桂圆茶

【材料】桂圆肉20克，蒸熟，绿茶1克。

【制法】以上用沸水冲泡5分钟后，去渣取汁，拌匀，每日1剂。

【功效】可补气血、益心脾。

薏米茶

【材料】薏米50~100克，绿茶3克。

【制法】薏米加水煎至熟后，趁沸加入绿茶拌匀，每日1剂，多次服饮。

【功效】可解毒、排脓、健胃、祛湿、抗癌，特别适用于肠癌和胃癌。

» 五种饮品不止解渴，更为养生

延年茯苓饮

【材料】茯苓、白术各90克，党参、炒枳实各60克，生姜120克，陈皮45克。

【制法】将上述药材共切碎，加水煎熬3次，合并煎液，浓缩，分3次服，每日1次。

【功效】适用于体虚，痰湿素盛，胸闷咳嗽，痰浊黏腻，身倦肢乏，饮食减少，大便溏薄者调服，久服可化痰延年。

桂枣芡实饮

【材料】桂圆肉、炒酸枣仁各10克，芡实12克。

【制法】将桂圆肉、炒酸枣仁、芡实同置于砂锅中，加水适量，用文火煎煮，取汁饮用。

【功效】养血安神，益肾固精，适用于心悸、怔忡、失眠、神倦乏力等，感冒者不宜饮用。

人参蜂蜜饮

【材料】人参3克，蜂蜜15克。

【制法】先将人参文火煎煮半小时，得煎液150～200毫升（人参渣嚼服），加入蜂蜜15克调匀即成，每日分数次空腹时饮用。

【功效】人参味甘，大补元气，搭配蜂蜜，既能防止人参上火之弊，又能增强其补气强身、延年益寿的作用。

生脉饮

【材料】人参10克，麦冬15克，五味子6克。

【制法】混合后，水煎取汁，不拘时温服。

【功效】补气、清热、收涩三效均佳。故对体倦气短、口渴多汗、脉虚弱或久咳气弱、口渴自汗者疗效显著，且药液甘酸可口，为中老年人夏日及热病的优良饮料。

老年保健饮

【材料】粳米、炸核桃仁各60克，生核桃50克，牛奶200克，白糖适量。

【制法】先将粳米洗净，浸泡1小时，捞起滤干水分，与两种核桃仁及牛奶混合磨成浆，过滤，取汁备用。煮好适量的糖水，把滤汁慢慢倒入糖水中，边倒边搅拌均匀，煮沸即可饮用，可作为中老年人家庭常备饮料。

【功效】常饮可调节中老年人机体的新陈代谢，利于延年益寿。本饮偏温，故咳痰黄稠、口干咽燥、舌苔黄厚者忌服。

第二章

中老年人四时养生：

顺时而养，长寿何难

第一节　春季养"生"，让身体随万物复苏

» 春天让阳气轰轰烈烈地生发

俗话说，"一年之计在于春"。春季天气转暖，自然界的阳气开始生发。同时，人体内的阳气也开始生发。因此，中老年人春季养生应注意保护阳气。

那么，用什么来补阳气呢？韭菜其实就是这个季节最好的选择。《本草纲目》中记载，韭菜辛、温、无毒，有温中健胃的作用。常常用于肾阳虚，精关不固等。用韭菜熬粥，既暖脾胃，又可助阳。经常食用韭菜粥可助阳缓下、补中通络，适合背寒气虚、腰膝酸冷的中老年人食用。

除了食补养阳以外，春季要保持阳气生发，还要时刻注意保暖。俗话说"春捂秋冻"，"春捂"怎么"捂"，一直没有明确的概念。"二月休把棉衣撒，三月还有梨花雪""吃了端午粽，再把棉衣送"，这些说法对于养生保健来说是远远不够的。

首先要把握时机。医疗气象学家发现，许多疾病的发病高峰与冷空气到来和降温持续的时间密切相关。比如感冒、消化不良，在冷空气到来之前便捷足先登，而青光眼、心肌梗死、中风等，则在冷空气过境时会骤然增加。因此，捂的最佳时机，应该在气象台预报的冷空气到来之前24～48小时。

要注意这样一个温度临界点：15℃。研究表明，对多数老年人或体弱多病而需要春捂者来说，15℃可以视为捂与不捂的临界温度。也就是说，当气温持续在15℃以上且相对稳定时，春捂就可以结束了。

另外，中老年人群还要小心温差。当昼夜温差大于8℃时，春捂就是必不可少的。春天的天气，前一天还是春风和煦，春暖花开，刹那间就可能寒流涌动，让您回味冬日的肃杀。

面对"孩儿脸"似的春天，要随天气变化加减衣服。捂着的衣衫，随着气温回升总要减下来。减得太快，就可能出现"一向单衫耐得冻，乍脱棉衣冻成病"的情况，因为没捂到位。怎样才算到位？医学家发现，气温回冷需要加衣御寒，即使此后气温回升了，也得再捂7天左右。减得过快有可能冻出病来，所以春捂7～14天比较合适。

» 春眠不觉晓，安睡要趁早

春天是最好的睡眠时节，因此人们常说"春眠不觉晓"，又有"春困"之说。

一般来说，春天的睡眠质量比较高，正适合调养。但是，还是有些人会因种种睡眠障碍而不得眠。那么，春季要如何睡眠呢？

首先，应该"夜卧早起"。一日之计在于晨，早在《黄帝内经》中就有精辟论断，"夜卧早起，广步于庭，被发缓行，以使志生"。就是讲人要适应自然界的变化，要适当晚睡早起，到户外散步，悠然自得地舒展肢体，使精神活动寄望于大自然中。饭后、睡前闲庭漫步，不仅可消食化气，还可无思无虑，心身得以休养。春季睡眠宜"按时入睡，过时不候；午睡一刻钟，能补夜1个小时；体脑并用，形与神俱，精神乃治"。

春季睡眠与养生要和运动调养相结合。所谓"闻鸡起舞"，就是顺应生物节律与习性。经过一夜睡眠，伸展疲倦的身躯，在空气清新的室外，选择适合自己锻炼的项目，边锻炼边吸收大自然的活力，可以起到调养精神的效果，从而增强免疫力。

对于睡眠不好的老年朋友，可以采取食疗的方式助眠，这里推荐以下几个小食方：

葱枣汤

【材料】大红枣20克，葱白7根。

【制法】将红枣洗净，用水泡1天，葱白洗净备用。将红枣放入锅内，加水适量，用"武火"煮沸，约20分钟，再加葱白，再用"文火"煎10分钟，服用时吃枣喝汤。

枣麦桂圆汤

【材料】小麦60克，大枣14枚，去壳去核桂圆肉7个。

【制法】上述材料洗净后加水共煮，待枣、麦熟后即可食用，每日1~2次。

五味子糕

【材料】五味子10克，糯米粉100克。

将五味子碾成粉过筛备用，再加入糯米粉拌匀，置笼上蒸熟，睡前趁热食用，每日1次。此方对遗精多梦、心悸失眠较有疗效。

莲心茶

【材料】莲子心、生甘草各3克。

【制法】将二味食材用开水冲泡，代茶饮用，每日数次，此方具有清心、安神、降压的功效，对患有高血压病、经常失眠的患者疗效较好。

百合汤

【材料】生百合100克。

【制法】百合加水500毫升，文火煎煮烂后，分2次食用，此方适用于有肺结核病史的失眠患者。

» 千金难买春来泄，祛湿排毒正当时

民间有句老话，叫"千金难买春来泄"，这句话通俗地解释了一个重要的中医理论。

因为春天天气潮湿，身体易积聚水分，很容易就将湿气和寒气郁结在体内。同时人们在冬天吃了不少丰脂食物，也在体内积存着。这些东西淤滞在人的体内，就会给五脏六腑带来负担。只有把这些湿气和毒素都泻去，让我们的身体重新温暖起来，才是"千金难买"的健康生活之道。

在我们的生活中有很多可以祛湿的食物，比如米酒，《本草纲目》说它"行药势，通血脉，润皮肤，散湿气，除风下气"，而且米酒味道香浓，晚饭前喝一碗米酒，既能调节胃口，又能祛除体内湿气。

除此之外，祛湿排毒的办法还有很多，多喝水也是其中一种。很多人会奇怪，祛湿不应该把体内的湿气排出去吗，为什么还要多喝水呢？实际上，水是最好的排毒载体。不要以为春天潮湿，就不需要补充水分。身体里没有了水分的话，连厕所都不用去了，还怎么祛湿排毒？喝水是最简单有效的办法。需要注意的是，中老年人脾胃虚弱，不要喝凉水，以温开水

为宜。

温暖身体、祛除湿寒也少不了生姜。人吃过生姜后，会有身体发热的感觉，这是因为它能使血管扩张，血液循环加快，促使身上的毛孔张开，这样不但能把多余的热带走，同时还能把体内的湿气、寒气一同带出。

» 三个"清火排毒"的方法

春天的气候干燥，风多雨少，要保持新陈代谢的平衡和稳定对于人体来讲很难，从而容易导致生理机能失调而致使人体的"总管家"——大脑指挥失灵，引起"上火"证候，具体表现为咽喉干燥疼痛、眼睛红赤干涩、鼻腔热烘火辣、嘴唇干裂、食欲不振、大便干燥、小便发黄等。

那么，怎样做才能防止春天上火，为自己的身体清火排毒呢？中医认为，可以通过以下方法把身体中的毒素排出体外。

（1）多喝水。水是最好的排毒载体。不要以为每天喝8杯水是件苦差事，其实也可以喝果汁、汤水之类，但是不能全喝这些饮料而不喝水。

（2）改变饮食习惯。以天然食品取代精加工食物，新鲜水果是强力净化食物，菠萝、木瓜、猕猴桃、梨都是不错的选择。如果平时多吃富含纤维的食物，比如糙米、蔬菜、水果等，都能增加肠道蠕动，减少便秘的发生。多吃蔬菜、水果，忌吃辛辣食物，多饮水或喝清热饮料，促进体内"致热物质"从尿、汗中排泄，从而清火排毒。

（3）蒸桑拿。每周进行一次蒸汽浴或桑拿也能帮助身体加快新陈代谢，具有排毒养颜的功效。蒸桑拿时要注意饮水。浴前喝一杯水可帮助加速排毒，浴后喝一杯水可补充水分，同时排出剩下的毒素。

» 七种"解药"，解除春困的烦恼

俗话说：春困秋乏夏打盹。睡意绵绵的状态影响了正常的工作和生活，采取何种相应措施，才能解春困之烦恼呢？以下几种"解药"可消春困之烦恼：

（1）视觉刺激减春困。尽量使自己工作和生活的地方明亮清爽，还可增添些艳丽和富有生机的饰物，以刺激视觉神经。休闲时去郊游踏青，生气勃勃的大自然会通过您的视觉加快机体调节，以适应春季气温上升。

（2）运动刺激除春困。春日环境优美，一派生机。此时应多去室外活动，进行一些适合自己的体育锻炼，可使人体呼吸代谢功能增强，加快机体对需氧量较高要求的调适，春困便会自动解除。

（3）听觉刺激缓春困。人在独自一人时最易困倦，因此春天要多交际，可与朋友一起谈天说地，会有很好的解困效果。经常听些曲调优美、明快，有刺激、振奋人心作用的音乐或歌曲，或多听一些相声、笑话，都会使人听觉兴奋而缓解困意。

（4）嗅觉刺激压春困。春困时可以通过使用风油精、清凉油、香水、花露水，刺激神经而减轻困意。最好能养些有芳香气味又可提神的时令花草，种养花草可在工作间隙增加点劳作与情趣，也可压制春困倦意。合适时还可在室内使用空气清新剂或负离子发生器，它们都有助于提神醒脑。

（5）味觉刺激去春困。春天适时多吃一些酸、甜、苦、辣的食物或调味品，日常多吃一些蔬菜、水果及豆制品，能刺激人体神经，增加食欲，并及时补充人体新陈代谢趋旺所需的能量。另外，春茶味正香，多喝些清淡的香茶也能减轻春困，还可帮助消化，增加微量营养物质，促进身体健康。

（6）温度刺激排春困。春暖乍寒，可适时洗冷水浴，提高人体神经系统的兴奋性，增强物质代谢和各器官及其系统的活动，特别是可通过刺激全身皮肤血管的急剧收缩使血液循环加快，增加体温调节功能，并减少患感冒和其他并发症的概率。

（7）补阳刺激解春困。春季人体阳气生发，气血趋向体表，形成阳盛于外而虚于内的生理特征。此时可适当摄食养阳之品，如羊肉、狗肉、雀肉、黑枣等，使阳虚体质得以纠正，恢复人体阴阳的动态平衡，与自然界四时阴阳协调。这样的话，人体精力充沛，便不会再春困了。

» 调和情志，春季图的就是个"乐呵"

春天阳光明媚、万物生发，一派朝气蓬勃的景象。这个季节养神要把握春令之气生发宣畅的特点，让自己的内心世界与外界万物欣欣向荣的生机相一致，以使情志得"生"。所以在万物推陈出新的季节，中老年人应当晚睡早起，散散步，放松形体，敞开心扉，不要约束和压抑自己，使自己闷闷不乐，否则就会逆生理而生百病。不妨去户外赏百花争艳、听百鸟争鸣，怡情益性，以应春阳之气。

春季多风，人与自然相应，肝木旺盛，体内亦易生"风"。在生活中和临床上往往见到春季心脑血管疾病、精神疾病的发作增加，这很大程度上要归于春季调养情志不慎，情绪过激，

"逆之则伤肝",而使肝风内动,引起"中风"。所以春季要谨防肝郁、肝怒,务必保持精神愉快,气血调畅,以使一身之阳气运生,符合春阳萌生、勃发的自然规律,方可有益健康。

» 人到中老年,春季"四不"须牢记

中医认为,立春后人体内阳气开始生发,中老年人如果能利用春季阳气上升、人体新陈代谢旺盛之机,采用科学的养生方法,对全年的健身防病都十分有利。下面是中老年人春季养生"四不"原则。

1. 不"酸"

春天饮食应"省酸增甘",因为春天本来肝阳上亢,若再吃酸性食物,易导致肝气过于旺盛,而肝旺容易损伤脾胃,所以,春季饮食忌"酸"。酸性食物有羊肉、狗肉、鹌鹑、炒花生、炒瓜子、海鱼、虾、螃蟹等。宜食用甘温补脾之品,可多吃山药、春笋、菠菜、大枣、韭菜等。可用山药和薏米各30克,小米75克,莲子25克,大枣10枚煮成粥,加少许白糖,当主食长期食用。

2. 不"静"

春天自然界阳气开始生发,人体应该借助这一自然特点,重点养阳。养阳的关键在"动",切忌"静",老年人应该积极到室外锻炼,春季空气中负氧离子较多,能增强大脑皮层的工作效率和心肺功能,防止动脉硬化。但是老人春练不要太早,防止因早晨气温低、雾气重而患伤风感冒或哮喘病、慢性支气管炎,应在太阳升起后外出锻炼。另外,春练不能空腹,老年人早晨血流相对缓慢,体温偏低,在锻炼前应喝些热汤。同时

运动要舒缓，老年人晨起后肌肉松弛、关节韧带僵硬，锻炼前应先轻柔地活动躯体关节，防止因骤然锻炼而诱发意外。

3．不"怒"

春季是肝阳亢盛之时，情绪易急躁，要做到心胸开阔，身心和谐。心情舒畅有助于养肝，心情抑郁会导致肝气郁滞，影响肝的疏泄功能，也使肝功能紊乱，免疫力下降，容易引发精神病、肝病、心脑血管疾病等。

4．不"妄"

老年人阳气相对不足，而春天是养阳的大好时机，如情欲妄动而房事较频，会耗气伤精，进一步损伤阳气，因此老年人在春天应适当节欲。

第二节 夏季养"长"，令阳气宣泄通畅

» 夏季，让阳气和大自然一同"疯长"

夏季气温逐渐升高，达到一年中的最高峰，而且夏季雨量丰沛，大多数植物都在此季"疯狂生长"，人体的阳气在这个时候也较为旺盛，中老年人夏季养生要注意顺应。

因天气炎热，人往往比较烦躁，要避免天气给自己带来的负面影响，就要把酷暑高温拒之门外。

在夏天，人容易心火过旺，饮食应清淡，尽量少吃油腻食物；在流汗后，不仅要补充水分，还应补充盐分；夏季易中毒，要注意饮食卫生，不要食用变质食物。

中暑是夏季常见病，中老年人应多吃防暑食物、保证睡眠等方法来避暑。另外，还要注意预防支气管哮喘、腹泻、肺气肿、慢性支气管炎等疾病。

运动要避开高温时间，清晨和黄昏是最好的锻炼时间。运动时间不宜过长，强度不宜过大，散步、太极拳是中老年人夏季的理想运动。在运动后，不要饮用大量的凉开水，也不要用冷水冲澡。

此外，夏季是治冬病的好时机。许多冬季常发生的疾病或因体质阳虚而发生的病症可以在夏季得到调理，中老年人可通

过在夏天增强人体抵抗力的方法来减少发病概率。久咳、哮喘、痹症、泄泻等疾病用冬病夏治的方法治疗效果较好，常用的方法有针灸和进补等。

» 长夏湿邪最猖狂，全面防御别松懈

夏末秋初为长夏时期，其气候特点是多湿，所以《理虚元鉴》特别告诫我们"长夏防湿"。这个季节多雨，水汽上升，空气中湿度最大，加之或因外伤雾露，或因汗出沾衣，或因涉水淋雨，或因居处潮湿，以致感受湿邪而发病者最多。

现代科学研究证实，热环境中空气相对湿度较大，有碍机体蒸发散热，而高温条件下蒸发是人体的主要散热形式。空气中大量水分使机体难以通过水分蒸发而保持产热和散热的平衡，很容易出现体温调节障碍，常常表现出胸闷、心悸、精神萎靡、全身乏力等症状。

中老年人长夏防湿，主要应做到以下几点：

（1）避免居住环境潮湿。《黄帝内经》提出："伤于湿者，下先受之。"意思是湿邪伤人，最容易伤人下部。这是因为湿的形成往往与地的湿气上蒸有关，所以其伤人也多从下部开始。常见的下肢溃疡、湿性脚气、下肢关节疼痛等，往往都与湿邪有关。因此，在长夏季节，中老年人的居室一定要避免潮湿，尽可能做到空气流通，保持空气清爽、干燥。

（2）饮食清淡，易于消化。中医认为，湿为阴邪，易伤阳气。人体后天之本——脾喜燥而恶湿，长夏季节湿邪最易伤脾，一旦脾阳为湿邪所遏，则可导致脾气不能正常运化而气机不畅，容易产生脘腹胀满、食欲不振、大便稀溏、四肢不温、口甜、

苔腻脉濡等症。若影响到脾气升降失司，还能出现水液滞留，形成水肿，目下呈卧蚕状，也可见到下肢肿胀。因此，长夏季节中老年人最好少吃油腻食物，多吃清淡、易于消化的食物。

此外，中老年人的消化功能减弱，一定要把好"病从口入"这一关，不吃腐烂变质食物，不喝生水，生吃瓜果蔬菜一定要洗净，应多食清热利湿的食物，使体内湿热之邪从小便排出。常见的清热利湿食物以绿豆粥、荷叶粥、红小豆粥最为理想。

（3）避免外感湿邪。长夏阴雨连绵，中老年人极易感受外来湿邪的侵袭，出现倦怠、身重、嗜睡等症，严重者还能伤及脾阳，造成呕吐腹泻、脘腹冷痛、大便稀溏。因此，长夏一定要避免湿邪侵袭，做到外出带伞、及时避雨。若涉水淋雨，回家后要立即服用姜糖水。有头重、身热不扬等症状者，可服藿香正气水等。此外，由于天气闷热，阴雨连绵，空气潮湿，衣物极易发霉，也会让人感到不适。因此，衣服要经常晒一晒。

总之，根据中医"春夏养阳"的原则，长夏防湿的关键在于保养人体阳气，只有阳气充足，湿邪才不易侵犯。

» 清淡是炎夏养生的第一法宝

夏天的太阳那么大，拿什么来对抗它的炎热呢？下面为大家介绍几种清淡养生法：

（1）头脑宜清净。盛夏烈日高温蒸灼，令人感到困倦、烦躁和闷热不安，使头脑清静，神气平和是养生之首要。古医经《养生篇》中记载，夏日宜"静养勿躁"，节嗜欲、定心气，切忌脾气火爆、一蹦三跳，因情绪激越而伤害脏腑。

（2）饮食宜清淡。炎夏暑热，要少食高脂厚味、辛辣上火之物，饮食清淡则可起到清热、祛暑、敛汗、补液等作用，还有助于增进食欲。新鲜蔬菜瓜果，如西红柿、黄瓜、苦瓜、冬瓜、丝瓜、西瓜之类清淡宜人，既能保证营养，又可预防中暑；菊花清茶、酸梅汤和绿豆汁、莲子粥、荷叶粥、皮蛋粥等，亦可清暑热，生津开胃。

（3）游乐宜清幽。炎夏不宜远途跋涉，最好是就近寻幽。清晨，曙光初露，凉风习习，到溪流边、园林中散步，做气功、保健操等，可使人心旷神怡，精神清爽；傍晚，散步徜徉在江滨湖畔，亦会令人心静如水，烦闷、暑热顿消。晚上，在人少、清凉之室，听听音乐、看看电视，或邀三朋四友，品茗聊侃，亦惬意舒心。

（4）居室宜清凉。阴凉的环境，会使人心静神安。早晚室内气温低，应将门窗打开，通风换气。中午室外气温高于室内，宜将门窗紧闭，拉好窗帘。

» 合理饮食，预防三种"夏季病"

感冒、腹泻、中暑是夏季常见的三种高发病。中医把夏季的感冒称为热伤风，它多由阳气外泄引起。夏季中老年人出汗较多，消耗较大，人体容易阳气外泄，而且天热了很多人吃饭不规律，造成抵抗力下降，易患感冒，所以夏季中老年人应多补充营养，多吃一些祛湿防感冒的食品，如绿豆粥。

对于腹泻，中医认为，夏季是阳气最盛的季节，天气炎热，很多中老年人都不想吃东西，营养容易缺乏，加之夏天人体出汗多，能量消耗较大，如果能量补充不足，再加上不少人在夏天有贪凉的习惯，就容易导致腹泻。每天吃饭时可以吃一两瓣蒜，因为大蒜对于预防急性肠道传染病是非常有效的。

中暑最常见的症状是突然头冒冷汗、头晕、恶心甚至呕吐，或者突然体力不支等。

下面向大家推荐两道夏季防病菜肴：

（1）苦瓜瘦肉汤。夏季吃苦瓜有清热祛暑，提高免疫力的功能，从而达到清心火、补肾、预防感冒的目的，而且苦瓜还有明目解毒的作用。

（2）香菇干贝豆腐。香菇中含不饱和脂肪酸很高，还含有大量的可转变为维生素D的麦角甾醇和菌甾醇，对于增强免疫力和预防感冒有良好效果。香菇还可预防血管硬化，降低血压。另外，糖尿病患者多吃香菇，也能起到一定的食疗作用。

» 夏季睡眠，盲目追求凉快对健康不利

夏季天气炎热，因此有些人想出了一些非常不利于身体健康的睡眠措施，比如在室外露宿、吹穿堂风等。中老年人在夏天不能盲目追求凉快，以下几点需要特别注意。

（1）夏天睡觉时不要袒胸裸腹。夏日天气炎热，晚上睡觉时应穿着背心或薄衬衫，或腹部、胸口盖条被单，以避免受寒、着凉而引起腹痛、腹泻，中老年人更应盖好被子。

（2）不宜在室外露宿。即使在夏季气温很高的夜晚，也不能因贪图凉快，在廊檐、室外露宿，以防蚊叮虫咬或露水沾身而引起皮肤感染，或出现头昏脑涨、四肢乏力的症状。

（3）千万别吹穿堂风。夏季，通道口、廊前虽然风凉，但是"坐卧当风"。在这样的地方睡觉，虽然凉爽，也很容易受凉、引发腹痛、感冒。

（4）要远离塑料凉席。夏季的夜晚，有的老年人图凉快，睡在塑料凉席上，这是很不科学的。塑料制品的透气性差，不能吸汗，水分滞留，不易蒸发。睡在塑料凉席上，不但影响睡眠，而且危害健康。

（5）午觉不可"偷工减料"。夏季日长夜短，气温高，人体新陈代谢旺盛，消耗也大，容易感觉疲劳。而夏季午睡可使大脑和身体各系统都得到放松，也是预防中暑的措施之一。

» 预防疾病，端午节洗"草药浴"

按照民间习俗，人们要在端午节进行一些保健活动，以预防疾病，"草药浴"就是其一。传统的"草药浴"除了用香草外，还可用鲜艾草、菖蒲、银花藤、野菊花、麻柳树叶、九节枫、荨麻、柳树枝、野薄荷、桑叶等煎水沐浴。

香草具有芳香开窍、温气血、散寒湿、消毒、防腐之功效；艾叶浴对毛囊炎、湿疹有一定疗效；菖蒲叶及根芳香化湿，可治恶疮疥癣。用水浸泡这些药材，涂搽患处，对皮肤真菌有抑制作用，还能改善局部血液循环，对消除老年斑、汗斑有一定作用；新鲜的桑叶性味苦、甘、寒，具有疏风清热、清肝明目等功能，用它煮水洗澡，可使皮肤变细嫩；薄荷挥发油有发汗、解热及兴奋中枢的作用，对于外感风热、咽喉肿痛的病人特别有用，它还能麻痹神经末梢，可消炎、止痛、止痒，并有清凉之感，可防治湿疹、痱子等皮肤病；野菊花有散风、清热、解毒、明目、醒脑的作用；黄菊花清热解暑、美容肌肤，最宜脑力劳动者；银花藤有清热解毒、通经络的作用，沐浴后使人凉爽舒畅，可败毒除燥，治痱效果最理想。

用桉树叶、麻柳叶、九节枫、柳叶、荨麻等草药沐浴，具有祛风除湿、活血消肿、杀虫止痛、止痒嫩肤等功效。

草药浴可消除疲劳、清洁皮肤、增强皮肤的血液循环，还可预防和治疗痱子、皮肤瘙痒、汗斑、狐臭、老年斑、皮炎等皮肤病。

» 防暑降温粥伴您清凉度夏

在炎热的夏季，中老年人的胃肠因受暑热刺激，其功能会相对减弱，容易发生头重倦怠、胸脘郁闷、食欲不振等不适，甚至引起中暑，伤害健康。

为保证胃肠正常工作，要在饮食上对机体滋养补益，从而增强人体抵抗力，有效地抵御暑热的侵袭，避免发生中暑。下面的防暑降温粥能助您清凉度夏。

银花粥

【材料】银花30克，粳米50克。

【制法】银花水煎后取浓汁约150毫升，再加入粳米和300毫升水，煮成稀粥，分早、晚2次温服。

【功效】银花性味甘寒、气味清香，可预防、治疗中暑。头痛目赤、咽喉肿痛、高血压、冠心病患者最宜食用。

绿豆粳米粥

【材料】绿豆50克，粳米150克。

【制法】把淘洗过的绿豆和粳米放入锅内，加入适量的清水，用大火烧沸，再用小火熬煮40分钟左右即可。

【功效】绿豆味甘性寒，具有清热解毒、止渴消暑、利尿润肤的功效。粳米与绿豆共煮，其祛暑消烦、生津止渴及解毒效果更好。

薄荷粥

【材料】新鲜薄荷30克（或干薄荷15克），大米100克，冰糖适量。

【制法】取薄荷煎汤取汁备用；再取大米煮成粥，待粥将熟时加入薄荷汤及适量冰糖，煮沸即可。

【功效】薄荷叶性味辛凉，气味清香。此粥具有清热解暑、疏风散热、清利咽喉的功效。

荷叶粥

【材料】新鲜荷叶1片，粳米100克，冰糖适量。

【制法】新鲜荷叶洗净切碎，放入纱布袋中水煎，取浓汁150毫升，加入粳米、冰糖，再加水500毫升，煮成稀粥，每天早、晚各食1次。

【功效】荷叶气香微涩，有清热解暑、消烦止渴、降低血压和减肥等功效，与粳米、冰糖一同煮粥，是极好的清热解暑良药。

藿香粥

【材料】藿香15克（鲜品加倍），粳米50克。

【制法】藿香加水煎煮2～3分钟，去渣取汁；粳米淘净熬粥，将熟时加入藿香汁再煮2～3分钟即可，每日温食3次。

【功效】藿香味辛性温，是夏令常用药，对中暑、高热、消化不良、感冒、胸闷、吐泻等有理想的防治作用。

第三节 秋季养"收"，处处收敛不外泄

》"秋冻"要适当，当心冻坏身体

老百姓常说"春捂秋冻"，意思是说春天棉衣要晚脱一段时间，以免受凉生病；秋天则相反，厚衣服要晚些穿，多经受些寒冷的刺激，从而增强机体抵抗力。不过，不同的人群、人体的不同部位，都应区别对待，一味地秋冻会把身体冻坏。

首先，要因人而异。年轻人血气方刚，对外界寒冷的适应及抵御能力都比较强，可以冻一冻；老年人大多肾阳衰微，禁不起太冷的刺激。还有一部分慢性病患者，如心血管和哮喘病人，他们对寒凉的刺激更加敏感，稍不注意就会引起疾病发作。因此，这些人不仅不能"秋冻"，还应采取一些保暖措施。

其次，对身体的不同部位要区别对待。有4个部位，一定要注意保暖。第一个是腹部，上腹受凉容易引起胃部不适、疼痛，特别是有胃病史的人更要加以注意；下腹受凉对女性伤害大，容易诱发痛经和月经不调等，经期妇女尤其要加以重视。第二个是脚部，脚是人体各部位中离心脏最远的地方，血液流经的路程最长，而脚部又汇集了全身的经脉，所以人们常说"脚冷，则冷全身"。全身若受寒，机体抵抗力就会下降，病邪就有可能乘虚而入。第三个是颈部，这个部位受凉，向下容易引起肺部症状，如

感冒；向上则会导致颈部血管收缩，不利于脑部供血。第四个是肩部，肩关节及其周围组织相对比较脆弱，容易受伤。

中老年人要领悟"秋冻"内涵。对于"秋冻"的理解，不应只局限于未寒不忙添衣，还应从广义上去理解，比如运动锻炼，也要讲求耐寒锻炼，增强机体适应寒冷气候的能力。不同年龄可选择不同的锻炼项目。无论何种活动，都应注意一个"冻"字，切勿搞得大汗淋漓，当周身微热，尚未出汗时，即可停止，以保证阴精的内敛，不使阳气外耗。

» 多喝蜂蜜少吃姜，"多事之秋"不担忧

干燥是秋天最主要的气候特点，空气中缺少水分，人体同样缺少水分。为了适应秋天这种干燥的特点，我们必须经常给自己的身体"补液"，以缓解干燥气候对于人体的伤害。多喝水是对付"秋燥"的一种必要手段，但对付秋燥不能只喝白开水。最佳饮食良方是："朝盐水，晚蜜汤。"换言之，喝白开水，水易流失，若在白开水中加入少许食盐，就能有效减少水分流失。白天喝点盐水，晚上则喝点蜜水，既是补充人体水分的好方法，也是秋季养生、抗拒衰老的饮食良方，同时还可以防止因秋燥而引起的便秘。

蜂蜜所含的营养成分特别丰富，主要成分是葡萄糖和果糖，两者的含量达70%。此外，还含有蛋白质、氨基酸、维生素等。蜂蜜具有强健体魄、提高智力、增加血红蛋白、改善心肌等作用，久服可延年益寿。蜂蜜对神经衰弱、高血压、冠状动脉硬化、肺病等均有疗效。在秋天经常服用蜂蜜，有利于这些疾病的康复，还可以防止秋燥对于人体的伤害，起到润肺、养肺的

作用，从而使人健康长寿。

秋燥时节，还要少吃或不吃辛辣、烧烤之类的食品，这些食品包括辣椒、花椒、桂皮、生姜、葱及酒等，特别是生姜。这些食品属于热性，又在烹饪中失去了不少水分，食后容易上火，加重秋燥对我们人体的危害。当然，将少量的葱、姜、辣椒作为调味品，问题并不大，但不要常吃、多吃。比如生姜，它含挥发油，可加速血液循环，同时含有姜辣素，具有刺激胃液分泌、兴奋肠道、促使消化的功能。生姜还含有姜酚，可减少胆结石的发生。所以它既有利亦有弊，不可多吃。尤其是在秋天最好少吃生姜，因为秋天气候干燥、燥气伤肺，再吃辛辣的生姜，更容易伤害肺部，加剧人体失水、干燥。所以古代医书记载："一年之内，秋不食姜；一日之内，夜不食姜。"

总之，当秋天来临之际，我们最好"晨饮淡盐水，晚喝蜂蜜水，拒食生姜"。

» 秋季，别让"五更泻"缠上您

进入秋季，天气逐渐转凉，季节转换和昼夜温差带来的疾病逐渐增多，在这个时节，中老年人尤其要预防"五更泻"的发生。

"五更泻"是指发生在黎明时分的腹泻。其主要症状是黎明的时候，肚脐周围发生疼痛，肠鸣即泻，泻后则安。中医认为这种慢性腹泻是肾阳虚的一种表现，所以有"肾泻"之称。

"五更泻"多发于中老年人，主要是肾阳虚衰，命门之火不能温煦脾土，即不能帮助脾胃消化吸收，运化失常就会出现腹泻。五更时分正当阴气最盛、阳气未复之际，在这种特定环境下，虚者愈虚，因而形成了"五更泻"。若夜晚不盖好肚腹，使之受寒凉所袭，更易发生腹泻。

要预防"五更泻"的发生，平时应注意以下几个方面：

（1）注意保暖。由于老年人自身调节功能下降，在季节变换时要当心着凉，注意腹部及下肢的保暖。

（2）饮食要规律。饮食以清淡、易消化、少油腻为原则，避免因无规律饮食而致肠道功能紊乱。

（3）讲究饮食卫生。不吃生冷不洁食物，避免诱发或加重腹泻。

（4）保持良好的心理状态。中老年人要心胸宽广、情绪乐观、性格开朗、遇事豁达，平常要注意加强锻炼，如散步、慢跑、打太极拳等，以增强体质。

» 滋阴润燥，麦冬、百合少不了

老年人在秋季容易出现口干舌燥、便秘、皮肤干燥等病症，也就是我们常说的"秋燥"。

麦冬可以养阴生津、润肺清心，适用于肺燥干咳、津伤口渴、心烦失眠、内热消渴及肠燥便秘等；而百合入肺经，补肺阴，清肺热，润肺燥，对"肺脏热，烦闷咳嗽"有效。所以想要防止秋燥，用麦冬和百合最适宜。

关于具体的吃法，《本草纲目》中记载了一个润肺的方子：百合200克，蜂蜜适量。最好用新百合加蜜蒸软，时时含一片吞津。

除此之外，要想滋阴润燥，应多吃滋阴润燥的食物，如梨、糯米、蜂蜜等。要常吃些酸性食物，如山楂、秋梨膏、柚子等，它们具有收敛、补肺的功能。尽量不要吃辛辣食物。再有，深秋时候天气变冷，应加衣预防感冒。此时，运动也是一个不错的方法，如打羽毛球、爬山、慢跑、散步、打篮球、登山等。

还有一个非常简便的方法：晨起闭目，采取坐姿，叩齿36次；舌在口中搅拌，口中液满后，分3次咽下；在意念的作用下把津液送到丹田，进行腹式呼吸，用鼻吸气，舌顶上腭，用口呼气。连续做10次。

» 秋冬调养"老肺病"的饮食要点

1. 慢性支气管炎

饮食应保证足够的营养。属于热证、实证者，忌食高脂肪和过于甘甜的食物，可常吃些瘦肉、鱼、鸡及豆制品。还应多吃些富含维生素的食物，如萝卜、山药、白菜及苹果、梨、橘子等。日常吃参苓粥、猪肺粥可以增强呼吸系统的防御功能。严禁饮酒及吃刺激性的辛辣食物。

2. 支气管哮喘

饮食要保证足够的热量。疾病发作时应以清淡易消化的软食为主，缓解期要注意营养，可食用黄芪炖鸽肉，或竹荪鸡腿汤等，起到健脾补肾、增强体质、调节人体免疫功能的作用。平时多吃些富含维生素A、维生素C、维生素E及富钙食物。维生素A有润肺、保护气管上皮细胞的功能，常见的富含维生素A的食物有猪肝、蛋黄、胡萝卜、杏、南瓜等。钙能增强气管抗过敏能力，含钙食物有猪骨、豆制品、芝麻、红枣、芹菜叶、柚子、柑橘等。

3.肺气肿

应注意补充蛋白质类食品。肺气肿病人因血液偏酸性，应多食碱性食物，多吃富含B族维生素、维生素C的蔬菜和水果，避免吃容易引起过敏的食物，如鱼、虾、蛋等。急性发作期，应少吃脂肪，禁饮酒和浓茶，忌食辛辣之品。有水肿的病人要予以低盐饮食，每顿不宜吃得过饱，因过饱会增加心脏的负担。病情缓解期，饮食应多样化，可增添些含蛋白质高的食物及新鲜蔬菜、水果。

4.肺源性心脏病

宜食用低盐、高维生素、中度蛋白质、适量碳水化合物的饮食。少食多餐，适当吃些柑橘类水果，以补钾排钠。饮食不宜太精细，要掺杂一些粗粮，吃些富含纤维的蔬菜和水果，既有助消化，又可预防便秘，以免因便秘诱发心力衰竭。饮水一次不宜过多，以防因血容量突然增加，加重心脏负担。

» 白露不露身，寒露不露脚

秋季是从夏季向冬季的过渡季节，气温逐渐下降，因此不要经常赤膊露身，以防凉气侵入体内。"白露不露身，寒露不露脚"是一条很好的养生之道。要随着天气转凉逐渐增添衣服，但添衣不能太多太快。

很多人因为暑热，会在中午的时候光着身子，想着这样能够更加凉爽，但到了白露，温度骤然下降，早晚温差也大，再继续如此，可能会导致寒气侵袭身体，带来的影响是很大的。

至于说寒露不露脚，则是说到了寒露时节，就不要把脚露出来了。尤其是一些喜欢光着脚，穿着凉鞋的人，到了此时更应避免。相比白露，寒露的温度更低，此时凉意十足，寒气、凉气可能会通过脚部蔓延至全身，会出现"寒从足生"的情况，对于身体的影响会更大。

» 秋季按摩巧养生，养出舒畅好心情

进入秋季以后，天气逐渐凉爽干燥，这样的气候虽然会给人带来秋高气爽的舒适感觉，但干燥也会对人体产生一定的危害。在家进行简单的自我按摩，能有效防止"秋燥"对人体的侵害。

1. 压揉承浆

承浆穴在下唇凹陷处，以食指用力压揉，口腔内会涌出津液。

糖尿病患者用力压揉此处10余次，口渴感即可消失，在不缺水的情况下，可不必反复饮水。这种津液不仅可以预防秋燥，而且含有延缓衰老的腮腺素，可使人面色红润。

2. 按摩鼻部，以开肺窍

中医认为，肺开窍于鼻。不少人的鼻黏膜对冷空气异常敏感，秋风一吹，就会伤风感冒，经久难愈。所以在初秋的时候，我们就应坚持用冷水洗脸，并按摩鼻部，这样有助于养肺。方法为：

（1）摩鼻：将两手拇指外侧相互摩擦，有热感后，用手指在鼻梁、鼻翼两侧上下按摩50次，可增强鼻的抗寒力，亦可治伤风，鼻塞等。

（2）浴鼻：每日早、晚将鼻子浸于冷水中，闭气不息，换

气后再浸入；也可以用毛巾浸冷水后敷于鼻上，坚持至寒冬。

3. 揉腹排便

秋季气候干燥，大便也会干结难排，有许多人甚至数日一次。也有人用药物来维持大便通畅，结果造成习惯性便秘。按摩是一种简单易行的通便方法，这种方法可在晚上睡觉前或清晨起床前进行。具体操作方法是：身体仰卧，先将两手掌心摩擦至热，然后两手叠放在右下腹部，按顺时针方向按摩，共按摩30圈。

4. 咀嚼鼓漱

晨起和睡前，做上下腭运动。然后闭嘴，舌抵上腭，鼓漱100次，使津液满口，徐徐咽下。咀嚼时，胃肠血流量增加，可抵御秋季凉气对胃肠的损伤。

第四节 冬天养"藏"，补养身体的好时节

» 冬天要和太阳一起起床

传统养生学强调，人体要"顺应自然"，即人生于天地之间，其生命活动要与大自然的变化相一致，并根据四季气候变化改变日常的生活规律。

《黄帝内经》中说，"冬三月，此谓闭藏""早卧晚起，必待日光"。也就是说，从自然界万物生长规律来看，冬季是一年中的闭藏的季节，人体新陈代谢相对缓慢，阴精阳气均处于藏伏之中，机体表现为"内动外静"的状态，此时应注意保存阳气，养精蓄锐。尤其是老年人，一般气血虚衰，冬季的起居更应早睡晚起，避寒就暖，绝不提倡"闻鸡起舞"，而应该和太阳一起起床。

在冬季，中老年人可根据自己的体质、爱好，安排一些安静闲逸的活动，如养鸟、养鱼、养花，或练习书法、绘画、棋艺等。如果进行室外锻炼，运动量应由小到大，逐渐增加，以感到身体微汗为宜。恰当的运动会让人感到全身轻松舒畅，精力旺盛，体力和脑力功能增强，食欲、睡眠良好。

» 中老年人冬季进补原则

俗话说，"今年冬令进补，明年三春打虎"，这是在强调冬季进补对健康的益处。传统中医也认为，冬季进补有助于体内阳气的生发，能为下一年开春直至全年的身体健康打下基础。但是冬季进补也是要讲原则的，胡乱进补，非但不能强身健体，还会损害健康。

（1）不要随意服用补品，无须滥补。一个人如果身体很好，对寒冷有良好的适应能力，在冬季就不要刻意进补，因为过多进补对健康无益，还会产生一系列不良反应。如服用过多的人参，会出现烦躁、激动、失眠等"人参滥用综合征"。

（2）平素胃肠虚弱的老年人，在进补时应特别注意。药物入胃，全靠胃肠的消化吸收。只有胃肠功能正常，才能发挥补药的应有作用。对于这类病人，可先服用些党参、白术、茯苓、陈皮之类调理胃肠的药物，使胃肠功能正常，再由少至多地进服补药，这样机体才能较好地消化吸收。

（3）在感冒或其患有其他急性病期间，应停服补品。尤其是有些体质虚弱的老年人，应该等急性病治愈后再继续进补，否则会使病症迁延难愈。

（4）在滋补的同时，应坚持适当的体育运动，这样可以促进新陈代谢，加快全身血液循环，增强胃肠道对滋补品的消化吸收，使补药中的有效成分能够被机体很好地吸收。

» 用便宜的药，达到贵重药的进补效果

人们在选择补品的时候往往存在一个误区，那就是越贵重

越好，其实不然，因为补品的价值和价格根本就不成比例。俗语说："药症相符，大黄亦补；药不对症，参茸亦毒。"因此，药无贵贱，对症即行。

对于一般无病但体弱的老年人，冬补还是以食补为主。兼有慢性病者，则需食补加药补。有许多食品，为"药食两兼"性质，因此食补和药补并无严格区别，关键在于合理调配，对症施补。下面介绍的这些药并不贵重，只要合理搭配，对症进补，就能起到"贵重药"的效果。

（1）补气类：具有补益脾胃、益气强身的作用，适用于脾胃虚损、气短乏力者，如小米、糯米、莲心、山药、扁豆、鸡肉、大枣、鹌鹑、鲫鱼等。

（2）补血类：具补益气血、调节心肝之效，如龙眼、枸杞、葡萄、牛羊肝、猪心、带鱼等。

（3）补阴类：具滋阴润肺、补脾胃和益气之效，适于阴虚火旺、体弱内热者，如黑豆、百合、芝麻、豆腐、梨、甘蔗、兔肉、蜂蜜等。

（4）补阳类：具补肾填髓、壮阳强身之效，如核桃肉、狗肉、羊肉、薏米、韭菜、虾类等。

» 寒冬潜阳理气，可找大白菜帮忙

大白菜是冬季上市的最主要的蔬菜种类，有"菜中之王"的美称。大白菜营养丰富，味道清鲜适口，做法多变，又耐贮藏，是人们普遍食用的蔬菜。

为什么冬天是人们吃大白菜最多的时候呢？因为冬季天气寒冷，人体的阳气处于潜藏的状态，需要食用一些具有滋阴、潜阳、理气功效的食物，于是大白菜就成了这个季节的宠儿。

千万别小看价格低廉的大白菜，其营养价值很高。它含有蛋白质、脂肪、膳食纤维、水分、钾、钠、钙、镁、铁、锰、锌、铜、磷、硒、胡萝卜素、维生素等多种营养成分，对人体有很好的保健作用。由于其所含热量低，还是肥胖病及糖尿病患者很好的辅助食品；大白菜含有的微量元素钼，能阻断亚硝胺等致癌物质在人体内的生成，是很好的防癌佳品。

中医认为，大白菜味甘，性平，有养胃利水、解热除烦之功效，可用于治疗感冒、发烧口渴、支气管炎、咳嗽、食积、便秘、小便不利、冻疮、溃疡出血、酒毒、热疮等。同时，大白菜还是一款美容佳蔬，其丰富的维生素E是脂质抗氧化剂，能够抑制过氧化脂质的形成。皮肤出现色素沉着、老年斑，就是由于过氧化脂质增多造成的。常吃大白菜，能防止过氧化脂质引起的皮肤色素沉着，抗皮肤衰老，减缓老年斑的出现。

不过，需要注意的是，白菜在凉拌和炖菜时最好与萝卜分开来，不要混杂在一起，那样可能会产生相互破坏营养成分的不利影响，患有慢性胃炎和溃疡病的老年人，应少吃大白菜。

» 冬季重点保暖部位：头部、背部、脚部

冬季气候寒冷，机体新陈代谢相对缓慢，体温调节能力与耐寒能力下降，人体易受寒发病，尤其是老年人与体质虚弱者。因此，要想平安地度过寒冬，必须重视保暖，而头部、背部、足部则是保暖的重点。

中医认为，"头是诸阳之会"。体内阳气最容易从头部散发掉，冬季如不重视头部保暖，很容易引发感冒、头痛、鼻炎、

牙痛、三叉神经痛等，甚至引发严重的脑血管疾病。

冬季背部保暖不好，则风寒极易从背部经络上的诸穴位侵入人体，损伤阳气，使阴阳平衡受到破坏，导致人体免疫力下降，诱发多种疾病，或使原有病情加重，或旧病复发。

俗语说，"寒从脚起"。现代医学认为，双脚远离心脏，血液供应不足，长时间下垂，血液循环不畅，皮下脂肪层薄，保温能力弱，容易发冷。脚部一旦受凉，便通过神经的反射作用，引起上呼吸道黏膜的血管收缩，血流量减少，抗病能力下降，以致隐藏在鼻咽部的病毒、细菌乘机大量繁殖，引发人体感冒或使气管炎、哮喘、关节炎、痛经、腰腿痛等旧病复发。

因此，中老年人群在冬季要特别注意头部、背部、脚部的保暖。

» 热水泡脚，不妨在里面加点"料"

"热水泡脚，加点中药"的好处众人皆知，但除了去外面专程做足疗，很少有人在家里自制足疗液。其实自制足疗液的方法很简单，就是根据自己的情况，在洗脚水里加点中药。

这里推荐几种简单易做的足疗液。

当归、桃仁、苏木、川椒、泽兰叶制成足疗液，能让您脚上的皮肤变得柔嫩美丽。

脚上皮肤干燥的人，可以试试用桃仁、杏仁、冬瓜仁、薏米熬制的药水兑入热水里洗脚。

脚累脚疼者，可以用透骨草、伸筋草、苏木、当归、川椒熬制的药水洗脚。

冬天里，人容易脚冷，特别是女性，经常整夜都睡不热乎。

洗脚时，在水中放些干姜或樟脑，泡后脚会发热，对改善脚凉很有效。

这些材料在中药房很容易买到，而且便宜，熬制时先用大火煮开，转小火煮5~10分钟，取汁即可。这些药水不用每次现熬现用，可以一次多熬制一些，用容器装好，每天洗脚时兑在水中即可。

热水泡脚，如同用艾条"温灸"脚上的穴位。在泡脚盆里加入鹅卵石，高低不平的石头表面可以刺激脚底的穴位（涌泉、然谷、太溪等）或脚底反射区，起到类似足底按摩和针刺穴位的作用，从而促进人体脉络贯通，达到交通心肾、疏肝理气、健脾益气、宁心安神的功效，可以更好地改善睡眠。

泡脚用的鹅卵石并没有什么特别的要求，选择圆滑、大小相近的为佳。泡脚用的水应该保持在45℃左右，水深至少要高过踝关节，脚要在鹅卵石上均衡地踩踏，浸泡20~30分钟左右。有心脑血管病和糖尿病的患者用热水泡脚时，要特别注意水温和时间的控制，以免出现头晕、头痛、乏力、心慌等情况。

此外，使用鹅卵石揉搓双脚时要注意力度和水温，避免擦破或烫伤皮肤。脚部有损伤（包括关节胀痛、拉伤、扭伤等）或炎症还未痊愈的老年人，不宜进行。

» 冬季养生有诀窍，中医按摩真奇妙

（1）摩颈法：上身端直，坐立均可，仰头，颈部伸直，用手沿咽喉部向下按摩，直至胸部。双手交替按摩20次为1遍，可连续做2~3遍。注意，按摩时拇指与其他四指张开，虎口对着咽喉部，自颏下向下按搓，可适当用力，这种方法可以清利

咽喉，止咳化痰。

（2）按摩大椎法：两手搓热后轮流搓大椎（第七颈椎棘突下），冬季可每天早起后搓大椎，较冷时出门前也要搓热大椎，对防治感冒方便又有效。

（3）捶背端坐法：腰背自然直立，双目微闭，放松，两手握拳，反捶脊背中央及两侧，各捶3～5遍。捶背时要闭气不息。同时，叩齿3～10次，并缓缓吞咽津液数次。捶背时要从下向上，再从上到下，沿背部捶打，这种方法可以畅胸中之气，通脊背经脉，预防感冒，同时有健肺养肺之功效。

第三章

中老年人运动养生：

科学锻炼，延年益寿

第一节　每天动一动，身强体壮寿命长

》 合理运动，激发生命活力

古代名医华佗常常通过体育运动与劳动锻炼来强身防病，并倡导人们经常参加一些活动，但要避免过于劳累。经常活动，便可促进食物的消化，使血液循环畅通无阻，从而避免生病。

现代科学家对一些长寿老人进行调查，结果表明，这些老人80%是通过长期坚持劳动和体育运动而实现健康长寿的。现代运动心理学的研究也证明了劳动与运动对保持健康和提高器官生理功能的重要性，适当的劳动和运动可以促进新陈代谢，延缓衰老。

运动会促进皮肤健康。运动能增加皮肤的血液循环，促进新陈代谢，提高感觉的灵敏度，加强皮肤如毛孔、汗腺、皮脂腺等对冷热刺激的适应能力，从而增强人体的防御能力及免疫力。

运动可增强心血管系统的功能。爱好运动的人，因心肌纤维增粗，心脏收缩力增强，冠状动脉血管的管壁弹性增强，从而使心脏的供血得到改善，可预防或推迟心血管疾病如动脉硬化、高血压、冠心病等的发生。

运动能够改善呼吸系统功能。经常运动，呼吸肌会变得强壮有力，吸气时胸廓能充分扩张，使更多的肺泡张开而吸入更多的氧气，呼气时胸廓能尽量压缩，排出更多的二氧化碳和废气。通过长期的锻炼，人的呼吸会变得深而慢，呼吸肌能得到充分的休息。呼吸功能好可使人体维持旺盛的精力，从而推迟身体的老化过程。

运动能提高消化系统的功能。运动会加大体内营养物质的消耗，使整个机体的血液循环加速，新陈代谢旺盛，从而提高食欲。还会促进胃肠蠕动，使消化液分泌增加，吸收增加，改善肝脏功能，从而为中老年人的健康提供良好的物质保证。

运动能够改善神经系统的功能。运动时，各部分肌肉有规律而协调地收缩，对神经系统是一个很好的锻炼，可以使机体灵活，动作迅速，精力充沛，保持良好的防御机能。

科学研究证明，经常参加体育锻炼能使人体血液畅通，新陈代谢旺盛，还能使大脑的紧张状态得到缓和，骨骼的血液循环和代谢亦得到改善，延缓骨质疏松和脱钙等老化过程。

所以说，健康的根本在于合理的运动养生，运动乃长寿之基。

» 想长寿就要持之以恒地锻炼

人的健康就如同煮沸的水，健身就好比添加的燃料，只有不断地、适量地进行锻炼，才能始终保持身体处于健康状态。

一些中老年人很少参加体育锻炼，这使得他们的血液循环变差、心肺功能下降。有些人虽然意识到体育运动的重要性，偶尔心血来潮会集中式运动健身，以弥补日常锻炼的不足。这样偶尔剧烈运动，其实还不如不动。

据美国医学专家研究表明，长期坚持运动的中老年人与偶尔参加剧烈运动的人相比，其死亡率降低2.5倍，糖尿病、阿尔茨海默病、心血管疾病的发病率减少35%。这充分说明，中老年人不适宜剧烈运动。循序渐进、持之以恒地运动，才是中老年人的运动法则，才能收到满意的健身效果。

专家认为，健身效果主要是锻炼痕迹不断积累的结果。所谓锻炼痕迹，即运动后留在健身者机体上的良性刺激。若健身时间间隔过长，在锻炼痕迹消失后才又进行锻炼，每一次锻炼都等于从头开始。

因此，要持之以恒地进行健身锻炼，科学有效的做法是每周锻炼3~5次。中老年人可以根据自己的情况选择适宜的项目，不过于追求运动量多少，只要能坚持下来，就能取得锻炼效果。

»"晨练"好，还是"晚练"好

一般人都比较习惯晨练，从医学、保健学的角度看，清晨并不是锻炼身体的最佳时间。

夜间植物吸收氧气，释放二氧化碳，清晨阳光初露，植物的光合作用刚刚开始，空气中的氧气含量相对较少，二氧化碳的浓度相对较高。特别是在大中城市里，清晨大气活动相对静止，各种废气不易消散，是一天中空气污染较严重的时间。

另一方面，从人体的生理变化规律来看，人经过一夜的睡眠，体内的水分随着呼吸道、皮肤和便溺等丢失，早晨全身组织器官都相对处于失水状态。当机体缺水时，循环血量减少，血液黏稠度就会增加，会影响全身血液循环的速度，不能满足机体运动时对肌肉组织的供血供氧，易出现心率加快、心慌气短、体温升高的现象。严重时，特别是在身体有疾患的情况下，机体突然由静止状态转为激烈运动状态，甚至会诱发血栓及心肌梗死。如冠心病患者每天的6～11时，是一天中最危险的时段，这段时间也被人们称为"魔鬼时间"。因此，我们在每天的运动安排中，一定要警惕这些"魔鬼时间"。

那么，一天中运动的最佳时间是什么时候呢？是傍晚。因为一天内，人体血小板的含量有一定的变化规律，下午和傍晚的血小板量比早晨低20%左右，血液黏稠度降低了6%，降低了血液循环不畅和心脏病发作的危险。傍晚时分，人体已经经过了大半天的活动，对运动的反应最好，吸氧量最大。另外，心脏跳动和血压的调节以17～18时最为平衡，机体嗅觉、触觉、视觉也在17～19时最敏感。

不过，运动是人性化的活动，融合了人的生理、心理、习惯等多方面的因素，这些都会对活动的效果产生影响，我们上面所说的一天中的最佳运动时间，只是针对一般生理因素而言的。

每个人的性情、作息习惯及工作性质有别，运动的时间也会各有不同，关键是能形成习惯。只要能根据自己的生理状况和作息规律，选择一天中固定的时间进行运动，形成运动习惯，持之以恒，都会对身体有益。当然，如果条件许可，形成在傍晚锻炼的习惯，无疑是最佳的选择。

》中老年人初期运动健身方案

以前没有运动习惯的中老年人，不要一开始就进入火热的运动状态中，由于身体条件限制，不适当的运动很容易造成肌肉拉伤或骨折。建议在健身计划前两个月坚持如下运动，为今后奠定扎实的运动基础：

1. 第1～2周运动健身方案

刚开始运动健身时，应选择轻松的运动方式，如有氧运动选择健步走，然后做适度的牵拉练习，比如压腿。运动后应有舒适的疲劳感，疲劳感在第二次运动前基本消失。

方式：低等强度有氧运动、柔韧性练习。运动强度：30%～60%（靶心率90～108次/分钟）最大心率，轻度牵拉练习。

时间：每次有氧运动10～20分钟，牵拉一个部位练习，每次2～3分钟。

频度：每周运动3天。

2. 第3～4周运动健身方案

这一阶段的运动健身方案，主要是增加运动时间，包括有氧运动时间和柔韧性练习时间。

方式：低等强度有氧运动、柔韧性练习。

强度：30%～60%最大心率，轻度牵拉练习。

时间：每次有氧运动20～30分钟，更换牵拉部位练习，但只限一个部位，时间3～5分钟。

频度：每周运动3天。

3. 第5～6周运动健身方案

在这一阶段，继续增加运动时间，开始增加运动频度，有氧运动强度有所提高。

方式：低等强度有氧运动、柔韧性练习。

强度：30%～60%最大心率，轻度牵拉练习。

时间：每次有氧运动25~35分钟，两个部位牵拉练习，时间5~8分钟。

频度：每周运动3~4天。

4. 第7~8周运动健身方案

在这一阶段，增加了力量的练习内容，运动时间和运动强度继续增加。可以继续原来的有氧运动方式，也可以选择其他有氧运动方式，如爬山、远足、慢跑、游泳等。

方式：中等强度有氧运动、力量练习、柔韧性练习。

强度：有氧运动强度相当于60%最大心率，力量练习采用60%最大负荷，每组重复4~6次，适度牵拉练习。

时间：每次有氧运动30~40分钟，2个部位牵拉练习，时间5~10分钟。

频度：每周运动3~4天。

» 中老年人中期运动健身方案

中老年朋友连续运动健身8周后，各器官系统已基本适应了运动初期的运动负荷，身体机能和运动能力有所提高，可进入中期运动健身方案，继续增加运动强度和运动时间。中期运动健身可选择骑脚踏车、登山、跳舞、太极等。

1. 第1~3周

在这一阶段，中等强度有氧运动时间可以达到每周40~50分钟，使机体能够适应中等强度有氧运动。

方式：中等强度有氧运动、力量练习、柔韧性练习。

强度：有氧运动强度相当于46%~60%（靶心率90~118次/分）最大心率；力量练习采用60%最大负荷，每组重复

6～8次；适度牵拉练习。

时间：每次运动30～40分钟，2～3种肌肉力量练习，各重复1～2组，进行5～10分钟牵拉练习。

频度：每周运动3～4天。

2. 第4～6周

在这一阶段，继续中等强度有氧运动，增加牵拉练习时间。

方式：中等强度有氧运动、力量练习、柔韧性练习。

强度：中等强度有氧运动相当于60%～65%最大心率，力量练习采用60%～70%最大负荷，每组重复8～12次，适度牵拉练习。

时间：每次有氧运动30～50分钟，4种肌肉力量练习，各重复1～2组，5～10分钟牵拉练习。

频度：每周运动3～5天。

3. 第7～8周

在这一阶段，运动健身方案内容基本固定，可穿插1～2次大强度有氧运动，为制订长期的健身方案做准备。

方式：中等强度有氧运动、力量练习、柔韧性练习。

强度：中等强度有氧运动相当于60%最大心率，力量练习采用60%最大负荷，每组重复8次；适度牵拉练习。

时间：每次有氧运动40～60分钟，5种肌肉力量练习，各重复2组，5～10分钟牵拉练习。

频度：每周运动3～4天。其中有1天进行大强度有氧运动。

» 中老年人长期运动健身方案

当中老年朋友的身体机能达到较高水平，并且养成良好运动习惯后，需要制订一个稳定的、适合自身特点的运动健身方案。中老年人长期稳定的运动健身方案至少应包括：每周进行60分钟的中等强度有氧运动，或10分钟的大强度有氧运动；每周进行2~3次力量练习；每周进行不少于2~3次的牵拉练习。

方式：中等强度或大强度有氧运动、力量练习、柔韧性练习。

强度：中等强度有氧运动相当于60%最大心率，大强度有氧运动相当于65%最大心率；力量练习采用60%最大负荷，每组重复8次；各种牵拉练习。

时间：每次有氧运动30~60分钟，5~8种肌肉力量练习，各重复2~3组，每次运动均进行5~10分钟牵拉练习。

频度：每周运动5天。大强度运动每周不超过2天。

第二节　最适合中老年人的运动方式

» 中老年人经常散步好处多

散步，即徒步行走，是非常好的一项运动，是最简单、最经济的健身养生方法。《黄帝内经》讲"广步于庭"，就是指较长时间的走路锻炼，唐代医家孙思邈在《备急千金要方》里说："鸡鸣即起，徐徐散步于庭院之间，行三里二里，及三百二百步为佳。"北京人爱遛早，天亮即起，提笼架鸟，迎着晨曦走个1500～2500米，既锻炼了筋骨，又焕发了精神。

中国有句古话："流水不腐，户枢不蠹。"人也如此，经常运动可以使人精力充沛，身体健康。生命对于我们每一个人而言既是宝贵的，也是脆弱的，人生苦短，犹如白驹过隙，珍惜生命自然离不开运动。经常运动可以保持体力不衰，而散步作为一种和缓的运动方式，是延缓衰老、防病抗病、延年益寿的重要手段。

运动还能增强体内各器官的功能：肺活量增加、心肌发达、心脏的收缩力加强、胃肠道功能增强。中老年人多散步能增强体质，提高机体的抵抗力和对自然环境的适应能力，从而可以预防疾病。在锻炼过程中，自然界的各种因素也会对人体产生作用，如日光的照射、空气和温度的变化以及水的刺激等，都会使人体提高对外界环境的适应力。所以，经常散步的老年人不仅身体健康，平时很少生病，而且往往性格开朗、反应敏捷、更易于接受新事物。

» 常练下蹲，解决心脏供血不足

很多中老年人只要蹲在地上时间稍微久一点，站起来时就会感觉天旋地转，脑子一片空白，如果不及时扶住墙的话，很可能会摔倒。遇到这种情况，可以经常练习下蹲，帮助气血流通，缓解脑部缺血等症状。

具体方法是，最好找一处空气清新的地方，双脚打开与肩同宽，闭目深呼吸一次。然后就可以下蹲了，可以先做半蹲，让大腿和小腿形成90度的角度，当然具体的度数还是要依据自己的身体状况，不能强求。持续2秒钟之后站直，挺胸收腹，然后再深呼吸一次，再蹲下，如此重复60次。练习大概1个月左右，感觉自己的体力增加了很多时，就可以练习全蹲了。全蹲与半蹲的准备动作一样，只不过下蹲时要彻底地蹲下去，让大腿后部和小腿肚贴近，然后站直，每次练习60次。需要特别注意的是，在锻炼的时候，一定要扶着栏杆、树木或者墙壁等，不能操之过急，以防发生不测。有的老人体质差，爬个楼梯就会气喘吁吁，走起路来也需要时常歇息，在练习下蹲大概一年之后，整个人的身体状况和精神状态都会发生很大的改变。

为什么下蹲会有如此大的功效呢？下蹲最重要的功效就是能够增强人的心脏功能。人蹲下后又起来的时候之所以会眩晕，主要是因为人体内血液循环不通畅，蹲久了之后血液回流不及，就会导致脑部供血不足，因而会出现头晕目眩。经常练习下蹲动作，就等于在刺激心脏和腿部之间的血液流通，增强心脏功能。所以，常做这个运动，还可以预防很多老年疾病，如老年痴呆等。

练习下蹲还有下面三种方法，大家可根据自身的情况适当选择：

（1）双脚尖并拢，脚跟紧靠在一起，双膝弯曲，直到大腿腿腹与小腿腿腹紧贴在一起为止。

（2）八卦蹲是从太极蹲演化而来的，只要将太极蹲的"肢并拢"变成两脚平行分开与肩同宽即可。同时，双膝弯曲要小于90度，臀部也不要左右扭摆，以距离地面不超过10厘米为佳。

（3）弓箭蹲：练习时，左脚着地，右脚以前脚掌着地，然后缓缓下蹲。下蹲的时候，要将身体的重量落到右脚上，每练习30秒调换一次左右脚。

这三个动作，每天早晚各做15～30次，可以根据自己的身体条件量力而行。刚开始下蹲时，以15次为宜，等时间长了，再逐渐增加次数。下蹲的动作也不要做得太急，以免引起眩晕。

» 后退走路，提高身体的抗病力

俗话说，"要得腿不废，走路往后退"，这句话的意思是要我们适当进行"退步走"的锻炼。人们通常的习惯是向前走，这使得肌肉分为经常活动和不经常活动两个部分，影响了整体的平衡。

其实早在古籍《山海经》中就有关于退步走的记载，道家人士也常以此法健身。退步走与向前走使用的肌群不同，可以给不常活动的肌肉以刺激。

退步走可增强反向的活动力量，调节两脚长期向前行走的不平衡状态。倒行或倒跑可改变人体习惯性运动方向，促进血液循环，加快机体内乳酸等造成疲劳的物质的代谢，有利于消除疲劳。退步走可调节两脚运动平衡，达到健身目的。现代医学研究证实，退步走可以锻炼腰脊肌、股四头肌和踝膝关节周围的肌肉、韧带等，从而调整脊柱、肢体的运动功能，促进血液循环。长期坚持退步走对腰腿酸痛、抽筋、肌肉萎缩、关节炎等有良好的辅助治疗效果。

更重要的是，退步走属于不自然的活动方式，因此可以锻炼小脑对方向的判断和对人体的协调功能。对于青少年来说，退步走时为了保持平衡，背部脊椎必须伸展，因此，退步走还有预防驼背的功效。每天抽出一些时间来进行退步走运动，可以锻炼身体的灵活性，并有效地增强膝盖的承受力，能够有效健身，提高身体抗病力。

在进行退步走运动时，姿势一定要正确，否则会造成不良后果。具体而言，退步走的姿势要求是：挺直脊背，腰中放松，脚跟要和头成直线，膝盖不要弯曲，双手轻握，用4个手指包住大拇指，手臂向前后自由摆动，也可将双手反握，轻轻叩击腰部，步子大小可依个人习惯而定，但不要太大，放松自然，意识集中，目视前方，缓慢进行。

此外，在退步走时还要注意安全，不要跌倒。锻炼时不要一直向后扭着头，否则，不但达不到锻炼的效果，颈椎也吃不消，可以前后走交替进行。

» 原地跑，在家就能练的运动

原地慢跑是一种练身与练心相结合的运动，是在跑步的基础上演化而来的。其优点是不受时间、地点、气候的限制，对于中老年人来说更为方便、安全、适宜，而且运动量、健身效益皆不亚于其他运动。

老年人应选择先原地行走，后以慢跑速度原地跑，两者交替进行。刚开始以这种形式锻炼的人，一般可先原地行走30～60秒，再跑30秒，交替进行，反复进行10～15次，1～2周后再逐渐增加跑步时间，以加大运动量。跑的速度基本为每分钟70～80步，总时间为15～20分钟，每日或隔日进行1次。此法适合年老体弱及缺乏锻炼的人。其作用有：

（1）可以增强呼吸能力，使呼吸变得深而慢，从而既为肺脏赢得了更多的休息时间，又保证了充足的呼吸量，促进了新陈代谢。

（2）利于预防心血管疾病。原地跑时，单位时间内脉搏跳动次数有所减少，但搏动却越来越有力。心脏功能增强，血液循环加快，可减少血中胆固醇在血管壁的附着，减少动脉粥样硬化的发生率。此外，还能促进体内多余能量的消耗，预防肥胖。

为了方便老年人提高运动效率，可采用以下方法：

1）计时跑，从每次跑1分钟渐次增加到3～5分钟。

2）计数跑，从每次跑300步，逐渐增至1000步。

3）计速跑，从每分钟100步，渐次增生至300步。

此外，中老年人在原地跑时可用小步跑、高抬腿跑、踢腿跑等交替进行，以避免单一跑的枯燥无味。每次跑的时间、速度，也应本着循序渐进的原则，从小量开始，慢慢增加。活动后，宜适当做放松运动，如做几节体操，伸展肢体，这对尽快消除运动中产生的疲劳大有好处。

» 却病延年的六字诀养生法

六字诀养生法是我国古代流传下来的一种养生方法，为吐纳法。它的最大特点是：强化人体内部的组织机能，通过呼吸导引，充分诱发和调动脏腑的潜在能力来抵抗疾病的侵袭，防止随着人年龄的增长而出现过早衰老。

"嘘、呵、呼、呬、吹、嘻"六字诀，最早见之于陶弘景的《养性延命录》，后来不少关于古代气功的著作，对六字诀均有论述。最早的六字诀只是以练呼吸为主的静功，从明代开始，就有关于配合动作的资料记载，如胡文焕《类修要诀》中，称之为《去病延年六字法》，注明此法以口吐鼻取时，与动作相配合。此法流传至今，发展成现在的"六字诀养生法"。

六字诀养生法根据中医天人合一、生克制化的理论，按春、夏、秋、冬四时节序，配合五脏属性与古代五音的发音口型，辅以呼吸、意念和肢体导引，来引地阴上升，吸天阳下降，吐出脏腑之浊气，吸入天地之清气，结合后天之营卫，推动真元，使气血畅行于五脏六腑之中，达到通瘀导滞、散毒解结、调整虚实、修残补缺、身心健康、益寿延年的目的。

练功者首先要做好六字诀的预备式，即松静站立。两脚平站与肩同宽，头正项直，百会朝天，内视小腹，轻合嘴唇，舌抵上腭，沉肩坠肘，两臂自然下垂，两腋虚空肘微屈，含胸拔背，松腰塌胯，两膝微屈，全身放松，头脑清空，站立至呼吸自然平稳。每变换一个字都从预备式起。每次练功时预备式可多站一会儿，以体会松静自然、气血和顺之雅境。在松静站立的过程中，要做到身心的彻底放松，或意守下丹田，或数息，使精神内守，神不外弛，静如木雕泥塑。身体所有关节、肌肉由上而下，彻底放松，松如肉之欲坠，以利于气血运行，要根据自己的身体状况来决定松静站立的时间。其次是呼吸法，即顺腹式呼吸，先呼后吸。呼气时读字，同时收腹敛臀，二阴上提，重心后移至足跟。念某一个字时，与它有关的经络的井穴引地气上升，脚趾轻微点地，纯任自然。吸气时，两唇轻合，舌抵上腭，全身放松，腹部自然隆起，空气自然吸入，万不可着意，否则呼气时流入经络之气难以下来，留于头部易头晕，留于胸部易胸闷。六字诀养生法为吐纳法，通过吐故纳新，以改善机体的生理机能，练功地点宜选在空气清新之处。吐气要轻，不努力，不憋气，吐尽为止，吸气要微微绵绵，将清气自然吸入，要顺其自然，不可过度、过快呼吸。每读字吐纳一次，可以稍停片刻，再做下一次吐纳。

1. 嘘字功平肝气。发音：嘘（xū）

动作：呼气念嘘字，足大趾轻轻点地，两手由急脉处起，手背相对向上提，经章门、期门上升入肺经之中府、云门，两臂如鸟张翼向上、向左右展开，手心向上；两眼反光内照，随呼气之势尽力瞪圆。呼气尽，吸气时，屈臂，两手经面前、胸腹前徐徐而下，垂于体侧。稍事休息，再做第二次吐字。如此做6次为一遍，然后做 次调息，恢复预备式。

2. 呵字功补心气。发音：呵（hē）

动作：呼气念呵字，足大趾轻轻点地；两手掌心向里，由冲门穴处起循脾经上提，至胸部膻中穴处，向外翻掌上托至眼部。呼气尽，吸气时，翻转手心向面，经面前、胸腹前徐徐下落，垂于体侧。稍事休息，再重复做，共做6次，调息，恢复预备式。

3. 呼字功培脾气。发音：呼（hū）

动作：呼气念呼字，足大趾轻轻点地；两手由冲门穴起向上提，至章门穴翻转手心向上，左手外旋上托至头顶（注意沉肩），同时右手内旋下按至冲门穴处。呼气尽，吸气时，左臂内旋变为掌心向里，从面前下落，同时右臂回旋变掌心向里上穿，两手在胸前相交，左手在外，右手在里，两手内旋下按至腹前，自然垂于体侧。稍事休息，再以同样要领右手上托，左手下按做第二次呼字功。如此左右手交替共做6次为一遍，调息，恢复预备式。

4. 呬字功补肺气。发音：呬字从俗读四（sì）；正音为思（sī）

动作：两手由急脉穴处起向上提，过腹渐转掌心向上，抬至膻中穴时，两臂外旋翻转手心向外成立掌，指尖至喉部，然后左右展臂宽胸推掌如鸟张翼；同时开始呼气念呬字，足大趾轻轻点地。呼气尽，随吸气之势两臂从两侧自然下落。稍事休息，再重复做，共做6次，调息，恢复预备式。

5. 吹字功补肾气。发音：吹（chuī）

动作：呼气读吹字，两臂从体侧提起，两手经长强、肾俞向前画弧，至肾经之俞府穴处，如抱球两臂撑圆，两手指尖相对，身体下蹲，两手随之下落，呼气尽时两手落于膝盖上部；在呼气念字的同时，足趾抓地，足心空如行泥地，引肾经之气从足心上升。下蹲时身体要保持正直，下蹲高度至不能提肛为止。呼气尽，随呼气之势慢慢站起，两臂自然下落于身体两侧。稍事休息，再重复做，共做6次，调息，恢复预备式。

6. 嘻字功理三焦气。发音：嘻（xī）

动作：呼气念嘻字，足四、五趾点地；两手如捧物状由体侧向耻骨处抬起，过腹至膻中穴处，两臂外旋翻转，手心向外，并向头部托举，两手心转向上，指尖相对。吸气时，两臂内旋，两手五指分开由头部循胆经路线而下，拇指经过风池，其余四指过面部，两手再历渊腋、日月至环跳，以意送至足四趾端之窍阴穴。稍事休息，再重复做，共做6次，调息，恢复预备式。

» 华佗长寿的秘诀——五禽戏

五禽戏是我国古代以动为主的一套气功锻炼方法。它是东汉末年的华佗在总结前人经验的基础上，精心观察虎、鹿、熊、猿、鸟的活动特点，并模仿它们的肢体活动而编排的，故名"五禽戏"，它有强身却病、延年益寿的作用。华佗创造了通过体育运动与劳动锻炼来强身防病的方法，他说："动摇则谷气得消，病不得生。"他所创编的"五禽戏"，常做可使手足灵活，身心健康。华佗的徒弟吴普用此法锻炼身体，活到90多岁时，还耳聪目明，牙齿坚固。

从中医角度看，五禽戏包括的虎、鹿、熊、猿、鸟五种动物分属于金、木、水、火、土五行，五行对应的是心、肝、脾、肺、肾五脏。也就是说，通过模仿五种动物的姿态，可以起到锻炼五脏的作用。

现代医学研究也发现，五禽戏是一种行之有效的锻炼方式。它能锻炼和提高神经系统的功能，提高大脑的抑制功能和调节功能，有利于神经细胞的修复和再生。它能够增强肺功能和肠胃的蠕动以及分泌功能，促进消化吸收，为机体活动提供养料。就五禽戏本身来说，它并不是一套简单的体操，而是一套高级的保健气功。华佗把肢体的运动和呼吸吐纳有机地结合到了一起，通过气功导引使体内逆乱的气血恢复正常状态，以促进健康。后代的太极、形意、八卦等健身术都与此有一些渊源。无疑，它在运动养生方面的历史作用是巨大的。

» 常练八段锦：打通经络，一身轻松

八段锦，中国古代流传下来的一种气功动功功法，由八节组成，体势动作古朴高雅，故名。

八段锦是由八节动作编成的一套有保健作用的气功锻炼方法。因为它歌诀易记，术式简单，不受年龄的限制，而且各节都与内脏相关联，能起到调脾胃、理三焦、祛心火、固肾腰的作用，所以深受气功爱好者的欢迎。

本功要求每天早、晚各练一遍，每段动作的练习次数可根据自己的体质而定，一般以练到出汗为度。

第一段：两手托天理三焦

（1）预备式：立正站立，两臂自然下垂，足趾抓地，头项伸直，下颌内收，全身放松，舌抵上腭，目视正前方，呼吸自然，思想集中，意守丹田。预备式是本功各段动作开始、完结的定式。

（2）左足向左稍挪一步，两臂伸直，徐徐从两侧上抬，平肩时两手翻掌，变为掌心朝上，继续上举，至头顶时两手十字相叉后翻掌，变为掌心朝天并用力上托，如托天状，两目注视手背；上托时两足跟尽量上提，尽量伸展腰背（图1）。

（3）两手分开，两臂从两侧下落，

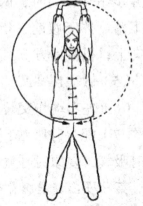

图1　两手托天理三焦

同时足跟落下，还原成预备式。再重复上述动作5～7次。

（4）配合呼吸法：两手上抬并上托时吸气，两臂下落并还原时呼气。

第二段：左右开弓似射雕

（1）预备式后，身体重心右移；左脚向左侧开步站立，两腿膝关节自然伸直；同时，两掌向上交叉于胸前，左掌在外，两掌心向内；目视前方。

（2）两腿徐缓屈膝半蹲成马步；同时，右掌屈指成"爪"，向右拉至肩前；左掌成八字掌，左臂内旋，向左侧推出，与肩同高，座腕，掌心向左，犹如拉弓射箭之势；动作略停；目视左掌方向。

（3）身体重心右移；同时，右手五指伸开成掌，向上、向右划弧，与肩同高，指尖朝上，掌心斜向前；左手指伸开成掌，掌心斜向后；目视右掌（图2）。

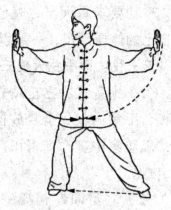

图2　左右开弓似射雕

（4）重心继续右移；左脚回收成并步站立；同时，两掌分别由两侧下落，捧于腹前，指尖相对，掌心向上；目视前方。

（5）做"1""2""3""4"的反向动作。

（6）左右动作交替反复练习，每侧各3～5次。

（7）配合呼吸法：一脚侧挪时吸气，下蹲时呼气；拉弓射雕时吸气，复原时呼气。

第三段：调理脾胃臂单举

（1）预备式后，左手从前侧上抬，过头后继续上举到最高点，五指并拢、翻掌，掌心向上，指尖向右，拇指向前，略下沉后再用力上托；同时右手腕背曲，四指并拢，掌心朝下；四指向前，拇指向内，略抬后再下按，与左手配合。上、下同时用力（图3）。

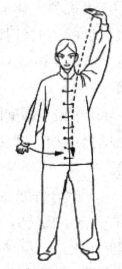

图3　调理脾胃臂单举

（2）左手从侧方下落，两手还原成预备式。

（3）做动作"1"的反向动作。

（4）左右动作交替，反复练习，每次手上举5～7次。

（5）配合呼吸法：手上举时吸气，下沉时呼气；两手用力时吸气，手下落还原时呼气。

第四段：五劳七伤向后瞧

（1）预备式后，头缓缓向左转直至最大限度，眼向左后下方注视片刻（图4）。

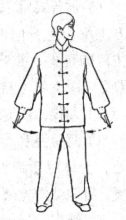

图4　五劳七伤向后瞧

（2）头慢慢转回原位，眼向前平视。

（3）做动作"1"的反向动作，交替反复转动各5～7次。

（4）配合呼吸法：头向后转动时吸气，还原时呼气。

第五段：摇头摆尾祛心火

（1）预备式后，左足向左横挪一大步，屈膝下蹲成马步，两手按于大腿上，拇指朝外，虎口对身。

（2）头和上体前俯深屈，随即做最大幅度的逆时针摇转，臀部也随之摇转（图5），连做3次后复原成前俯深屈状。

（3）做最大幅度的顺时针摇转，臀部也随之摇摆，连做3次后恢复成预备式。

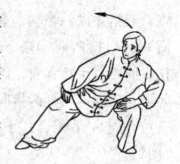

图5　摇头摆尾祛心火

（4）配合呼吸法：头身向左后方（或右后方）摇转时吸气，从反方向前摇摆时呼气。

第六段：两手攀足固肾腰

（1）预备式后，两膝挺直，两手从前方上举，上身向前深屈，两手垂下握住两脚足尖，头略抬（图6），本动作需要多次练习才能达到要求。

（2）直腰，恢复站立姿势。

（3）两手握拳，抵于腰脊两侧肾俞穴处，上体尽量后仰，两目视天，再直腰，后仰动作连做3次。

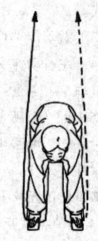

图6　两手攀足固肾腰

（4）动作"3"重复3～5遍。

（5）配合呼吸法：手上举时吸气，身前屈握足时呼气；直腰后仰时吸气，再直腰时呼气。

第七段：攒拳怒目增气力

（1）预备式后，左足向左挪一大步，屈膝下蹲成马步，同时屈肘、握拳置于腰间，拳心向上，目视正前方。

（2）左拳用力向前击出，拳与肩平，拳心向下；两目圆睁，向前虎视（图7）。

（3）左拳收回腰间的同时，右拳向前击出，动作要求同"2"式。

（4）右拳收回腰间的同时，左拳向左侧冲击，拳与肩平，拳心向下，两目圆睁，向左虎视。

（5）左拳收回腰间的同时，右拳向右侧冲击，动作要求同"4"式。

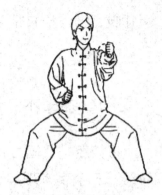

图7　攒拳怒目增气力

（6）以上动作反复做多遍，最后恢复成预备式。

（7）配合呼吸法：左手向前或向左侧冲击时先吸气再呼气，左手回收而右手向前或向右侧冲击时再吸气、呼气，收拳复原时缓慢呼气。

第八段：背后七颠诸病消

（1）预备式后，两手握拳抵于腰后，两足跟同时提起，离地约35～70厘米；上身挺拔，胸部挺出，小腹内收，头尽量向上顶（图8）。

（2）两足轻轻下落，但不要完全着地。

（3）如上动作反复7～14次，然后恢复成预备式，接着散步1～3分钟，最后结束全功。

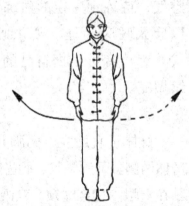

图8　背后七颠诸病消

（4）配合呼吸法：脚跟提起时吸气，脚跟下落时呼气。

（5）若想加大运动量，可于动作恢复成预备式后，接着做跑马七颠法。方法是：左脚向左横挪一步，两足间距约与肩同宽，上体前俯，两手向前平伸，两膝屈曲，脚跟快速颠动（快速呼吸，脚跟抬起时吸气，脚跟落下时呼气），如骑在飞奔的快马上。

» 易筋经养生术：筋长一寸，寿长十年

易筋经是我国古代民间流传的一套健身锻炼方法。从"易筋经"三个字来理解，"易"是变通、改换、脱换之意；"筋"指筋骨、筋膜；"经"则带有指南、法典之意。《易筋经》就是通过修炼丹田真气改变筋骨，打通全身经络的内功方法。

易筋经的锻炼较艰苦，动作也单调，因此需要有坚强的毅力才能练成。每当做到一个动作时，要使肢体置于那个姿势不动，并发力使肌肉紧张，而外观姿势不变，直至肌肉酸胀难忍时才算这一动作结束。练功时呼吸要自然流畅，不能憋气，待练到一定的熟练程度后，就可以配合有节律的呼吸，以腹式呼吸为佳。要求呼吸缓慢，气沉丹田。易筋经共12式，练功者可根据自己的身体情况选练几式，也可将12式连续做完。

预备式：

身体正直站立，两脚并拢，手臂下垂于身体两侧。下颌微收，唇齿闭合，舌头自然平贴在上腭。百会虚领，双眼目视前方（图1）。

第一式：韦陀献杵

两臂曲肘，慢慢平举到胸前，做抱球势，屈腕立掌，指头向上，掌心相对。肩、肘、腕应在同一平面上，结合呼吸，做8～20次（图2）。

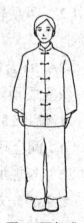

图1 预备式

第二式：横担降魔杵

两足分开，脚掌踏实，膝盖微松；双手自胸前慢慢外展，至两侧平举；立掌，掌心向外；两目前视；吸气时胸部扩张，臂向后挺；呼气时，指尖内翘，掌向外撑，做8~20次（图3）。

第三式：掌托天门

两脚分开，脚尖着地，脚跟提起；掌心向上，举过头顶；沉肩曲肘，仰头，眼观掌背。舌抵上腭，鼻息调匀。吸气时，两手上托，两腿下蹬；呼气时，全身放松，两掌向前下翻。收势，两掌变拳，拳背向前，缓缓收至腰部，拳心向上，脚跟着地，做8~20次（图4）。

第四式：摘星换斗势

右脚稍向右前方移动，与左脚形成斜八字；屈膝，提右脚跟，身向下沉，右虚步。右手高举伸直，掌心向下，头微右斜，双目仰视右手心；左臂曲肘，置于背后。吸气时，头往上顶，双肩后挺；呼气时，全身放松，再左右两侧交换姿势锻炼，做5~10次。

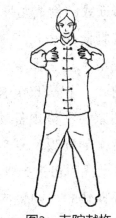

图2 韦陀献杵

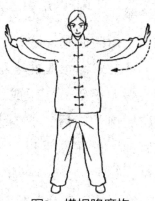

图3 横担降魔杵

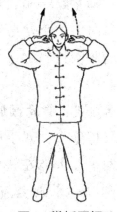

图4 掌托天门

第五式：倒拽九牛尾势

右脚前跨一步，屈膝成右弓步。右手握拳，举到前上方，双目观拳；左手握拳；左臂屈肘，斜垂于背后。吸气时，两拳紧握内收，右拳收至右肩，左拳垂至背后；呼气时，两拳两臂放松还原为本势预备动作。再身体后转，成左弓步，左右手交替进行，随呼吸反复5～10次。

第六式：出爪亮翅势

两脚开立，两臂向前平举，立掌，掌心向前，十指用力分开，虎口相对，两眼平视前方，脚跟提起。两掌缓缓分开，上肢平举，立掌，掌心向外，脚跟着地。吸气时，两掌用暗劲伸探，手指向后翘；呼气时，臂掌放松，做8～12次。

第七式：九鬼拔马刀势

脚尖相接，脚跟成八字形；两臂向前成叉掌立于胸前。左手屈肘由下往后，成勾手置于身后，指尖向上；右手由肩上屈肘后伸，拉住左手指。足趾抓地，身体前倾，如拔刀一样。吸气时，双手拉紧，呼气时放松。左右交换，做5～10次。

第八式：三盘落地势

左脚左跨一步，屈膝成马步。上体挺直，双手叉腰，再屈肘翻掌向上，小臂平举；稍停，双手翻掌向下，小臂伸直放松。动作随呼吸进行，吸气时，如托物状；呼气时，如放物状，反复5～10次。

第九式：青龙探爪势

双脚分立，双手成仰拳护腰状。右手向左前方伸探，五指捏成勾手，上体左转。腰部自左至右转动，右手随之自左至右水平画圈，手画至前上方时，上体前倾，同时呼气；画至身体左侧时，上体伸直，同时吸气。左右交换，动作相反，做

5～10次（图5）。

第十式：卧虎扑食势

右脚右跨一大步，屈右膝下蹲，成右弓左仆腿势；上体前倾，双手撑地，头微抬起，眼观前下方。吸气时两臂伸直，上身抬高并尽量前探；呼气时，同时屈肘，胸部下落，上身后收，蓄势待发。如此反复，5～10次后换左弓右仆脚势进行，动作如前（图6）。

第十一式：打躬击鼓势

两脚开立，脚尖内扣。双手仰掌缓缓向左右而上，用力合抱头后部，手指弹敲小脑后片刻。配合呼吸做屈体动作；吸气时，身体挺直，目向前视；呼气时，直膝俯身弯腰，两手用力使头探于膝间作打躬状，勿使脚跟离地，做8～20次。

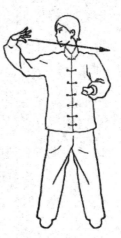

图5　青龙探爪势

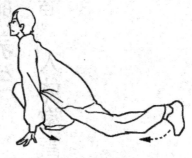

图6　卧虎扑食势

第十二式：掉尾摇头势

两腿开立，双手仰掌由胸前徐徐上举至头顶，目视掌而移，身立正直；十指交叉，旋腕反掌上托，掌以向上，仰身，腰向后弯，目上视；然后上体前屈，双臂下垂，推掌至地，昂首瞪目。呼气时，屈体下弯，脚跟稍微离地；吸气时，上身立起，脚跟着地；如此反复21次。

收功：

直立，两臂左右侧举，屈伸7次。

第四章

中老年人五脏养生：

五脏和谐，人体常青

第一节　养心就是养神，心神安脏腑和

» 心藏神，中老年人养生先养心

《黄帝内经·素问》说："心藏神，肺藏魄，肝藏魂，脾藏意，肾藏志。"所谓"心藏神"，是指精神、思维、意识活动及这些活动所反映的聪明智慧，都由心所主持，也就是中医上所说的"心主神明"。《素问·八正神明论》曰："帝曰：何谓神？岐伯曰：请言神，神乎神，耳不闻，目明，心开而志先，慧然独悟，口弗能言，俱视独见。适若昏，昭然独明。若风吹云，故曰神。"准确地阐述了神明的生理功能，包括人的感觉、知觉、注意、思维、记忆、智能。心神不仅主导了脏腑机能活动的协调，同时人对客观世界的认识以及由体验而产生的情感，也都是在心神主导之下，以五脏为生理基础而产生的。而明则是一种现象，可彰显日月之光辉，阴阳之有序，故"神明"就是指生命活动的外在表现。

心主神明的功能正常，则精神健旺，神志清楚；反之，则神志异常，出现惊悸、健忘、失眠、癫狂等证候，也可引起其他脏腑的功能紊乱。另外，心主神明还说明，心是人生命活动的主宰，统率各个脏器，使之相互协调，共同完成各种复杂的生理活动，以维持人的生命活动，如果心脏出现病变，其他脏腑的生理活动也会因此出现紊乱，进而产生疾病，因此，养神明是养心的重要一点。

传统医学认为，"神"在人的生命中具有重要作用。神，只可得，不可失，只宜安，不宜乱。伤神则神衰，神衰则健忘失眠，多梦烦乱；神不守舍则发为癫狂，甚则昏厥。安神者在于七情适度，喜、怒、忧、思、悲、恐、惊各有法度，适可而止。古往今来，医家、道家、养生家都十分重视精神调养，重视精神治疗和心理养生的作用。著名医家石天基作了一首《却病歌》："人或生来气血弱，不会快活疾病作。病一作，心要乐；心一乐，病都却。心病还将心药医，心不快活空服药。且来唱我快活歌，便是长生不老药。"因此，养生首先要修德养性，培养情操，健脑全神，方能享人生天年之寿。

《黄帝内经》里也有一种可以长寿的养神之法——"恬淡虚无，真气从之，精神内守，病安从来"。也就是说，要学会掌控自己的身体和欲望。虽说"人之初，性本善"，但是人在成长过程中必然会出现欲望，甚至是贪婪，如果不懂得节制，我们的身体也迟早会被欲望之火燃烬。所以，掌控自己的身体和欲望，保持心境平和、精神恬淡，才是养神养心的关键。名医扁鹊也支持《黄帝内经》的这种养心调神法，他十分提倡淡泊名利，不求闻达，追求心灵的内在平衡与和谐。但要达到这种境界是非常不容易的，我们可以从调节情志开始，一步步调养自己的精神。

» 五味五色入五脏：心喜红，耐苦

从颜色上来讲，心脏喜欢"红"色的食物；从口味上来讲，"苦"的养心。我们可以吃些赤小豆来补心，吃些苦味来降火，下面就为各位老年朋友介绍一款平时养心的佳品：

五行益寿养心粥

【材料】通心（去核）红枣20枚，通心（去心）莲子20粒，葡萄干30粒，黄豆30粒，黑米适量。

【制法】将以上5种食物浸泡一宿，共同煮烂后即可食用。也可以把它们加工成粉末，每次用开水冲着吃，效果也一样。

五行益寿养心粥材料简单，说起配方里的这些成分，却个个都大有来头。大枣，是补肺金的。《长沙药解》称，它能生津润肺而除燥，养血滋肝而息风，疗脾胃衰弱，民间一直有"一日吃三枣，终身不显老"的说法。

莲子是祛心火的，《本草纲目》说，常吃莲子可以祛心火，益肾水。

葡萄是补肝木中的气血的，《滇南本草》中说：葡萄色有绛、绿二种，绿者佳，服之轻身延年。老人大补气血，舒经活络。泡酒服之，治阴阳脱症，又治盗汗虚症。

黄豆是补脾土的，《本草拾遗》认为，黄豆磨成粉"久服好颜色，变白不老"，常吃黄豆可以预防冠心病、高血压、动脉硬化、老年痴呆症，还可以增强记忆力。

黑米是补肾水的，中医古书记载，黑米滋阴补肾，明目活血，暖胃养肝，补肺缓筋，乌发养颜，延年益寿。由于黑米善补血，能够治疗贫血，也被称为"补血米"。常吃黑米能益心火补心血，保持心血管活力，治疗头晕目眩、腰膝酸软、夜盲症、耳鸣等，令人面色红润，延年益寿。

苦味的东西是走血的，即走心。如果病在心上，就多吃苦味食物，让心生发一下。

生活中最常见的苦瓜，就是营养丰富的佳品，具有除邪热、解劳乏、清心明目的功效，经常食用可以祛心火，增强人体免疫力。苦瓜可烹调成多种风味菜肴，可以切丝，切片，切块，作为佐料或单独入肴，一经炒、炖、蒸、煮，就成了风味各异的佳肴。我国各地的苦瓜名菜不少，如青椒炒苦瓜、酱烧苦瓜、干煸苦瓜、苦瓜烧肉、泡酸苦瓜、苦瓜炖牛肉、苦瓜炖黄鱼等，都色美味鲜，有生津醒脑、祛除心火的作用。

» 用红色食物和透明食物来补养心脏

中医认为，红色入心经，多吃红色食物可以促进血液循环，对心脏有补益作用。日常生活中，中老年人可以多摄入赤小豆、红辣椒、红枣、西红柿、山楂、樱桃、枸杞子等食物。除了红色食物外，那些看起来透明的食物，也是补养心脏的佳品。

透明的食物非常常见，比如夏天吃的凉粉。小吃摊上一般都有凉粉，现吃现拌，味道不错。凉粉的品种很多，比如绿豆凉粉，蚕豆凉粉，地瓜凉粉等，既可凉拌，又可清炒，是夏日养心不可缺少的美味佳肴。

藕粉和何首乌粉也是不错的补心食物。可取适量的藕粉放在碗里，加少许水调和，然后用开水冲开即可。藕粉作为日常的调养制品，既便宜又方便，特别对于中老年人，藕粉更应常备常食。另外，还可以用藕粉做成各种食物，比如甜点，也算得上餐桌上的一道风景。

透明的食品还有西米，可经常煮食。常见的消夏美食有椰汁西米。

除了透明的食物养护心之外，一些粗制的粮食也是我们心脏的益友。

» 粗制的粮食是心脏的"守护神"

为什么精细食物在市场上的价格往往不如粗制食物的价格高呢？这是因为，人们已经意识到粗制食物对人体健康的重要性。

经过精加工的食物，不仅丢失了表皮中的营养，而且丧失了胚芽中的营养。胚芽是生命的起点，它的功效可以直接进入人体的心系统，对人的心脏有非常好的保健作用。

要保护好心脏，平时一定要多吃粗制的食物。特别是心脏不好的人，在选购粮食时，一定要记得多给自己的心脏选点粗制的粮食，尽量买胚芽没有被加工掉的粮食，比如全麦、燕麦、糙米等，这些食物都是心脏的"守护神"。

» 午睡是对心最好的关照

午时，就是正午太阳走到天空正中的时候，又叫日中、日正、中午等，用我们现在的时间来说就是中午11~13时，此时正是心经当令的时候。以人体气的变化来说，阳气从半夜子时开始生发，到午时最旺盛，午时过后则阴气渐盛。所以，午时也是人体气血阴阳交替转换的一个临界点。《黄帝内经》也说过心主血脉，午时养心就显得尤为重要。

古代练功的人很重视子午功，原因就是让心肾相交，这种能力越强，人就越精神。午时是天地阴阳交合的时候，选择这个时候练功，对身体会更加有效。对于中老年人而言，午时养心最好的方法莫过于适当午睡片刻，这样有利于心火下降，肾水可及心火，形成"心肾相交"，哪怕是闭上眼睛养养神都是可以的。

现代研究也表明，习惯午睡的人心脏病猝死的风险会降低37%，冠心病的发病率也会降低，这都得益于午睡可以舒缓心血管系统，并降低人体紧张度。

除此之外，午睡的好处还在于：

（1）可以降血压。一些血压高的老年人，如果能午睡片刻，有助于降低血压。

（2）提高记忆力。午睡可以令人的精力和警觉性得到大幅度提高，从而增强记忆力。

（3）增强免疫力。中午13时是人们在白天的一个明显的睡眠高峰。这时能够睡个小觉，可以有效刺激体内淋巴细胞，能增强免疫细胞活跃性。

（4）午睡可以振奋精神，驱逐内心的抑郁。午后打盹能够改善心情，降低紧张度，缓解压力，每天午睡还可有效地赶走抑郁情绪。

» 摇头摆尾锻炼法，帮您祛心火

心火常表现为五心烦热、咽干、口燥、口舌生疮等症。心火分虚实两种，虚火表现为低热、盗汗、心烦、口干等；实火表现为反复口腔溃疡、口干、小便短赤、心烦易怒等。有心火要及时泻，否则危害多多。

在这里教大家用八段锦锻炼法来降心火。我们主要用其中的第五式，即"摇头摆尾锻炼法"。这一式主要是通过活动上下肢来帮助疏通经络和气血，使心中郁结的内热散开。它的练习口诀为："马步扑步可自选，双掌扶于膝上边。头随呼气宜向左，双目却看右足尖。吸气还原接右式，摇头斜看左足尖。如此往返随气练，气不可浮意要专。"大致意思是说练习者在练习本式时，脚下的步法可以选择马步，也可以选择扑步，双手手掌要扶在膝盖上面。头部要随着呼气的方向转向左边，眼睛却要向右边的足尖看去，然后要吸气还原动作，之后要变为右式动作。这样往返练习，同时要注意与气息相结合，呼吸要专心，不能浮躁。

"摇头摆尾祛心火"的动作分为左式和右式。

（1）双脚呈开步站立姿势，将两掌向上托举，直到和胸部的高度相同时，手臂向内旋转；随后，两掌继续向上托举直到自己头部上方的位置。这时，肘关节要微微弯曲，双掌掌心朝上，指尖相对；双眼注视前方。

（2）将自己开步站立的姿态变成半蹲的马步，同时两手臂要向身体两侧落下，手掌扶在膝关节的上方，虎口相对。身体重心右移，同时上半身及头部，从右至左从膝盖下面绕过来，臀则相应右摆，左膝伸直，右膝弯曲，眼睛看着右脚尖。上半身及头部再从左至右从膝盖下面绕过来，臀则相应左摆，眼睛看着左脚尖。

（3）上半身及头部再从左至右从膝盖下面绕过来，臀则相应左摆，眼睛看着左脚尖。

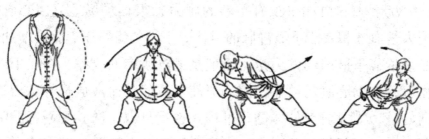

摇头摆尾祛心火

在这套锻炼方法中，主要通过腿部姿势的变化，摆动尾闾，从而可以使脊柱和督脉等受到适度的刺激。当头部摆动时，身体的大椎穴得到了刺激，从而使经络疏通，火气下降，对于心火的祛除十分有帮助。另外，中医上有"腰为肾府，命门贯脊属肾"一说，肾在五行中属水，心在五行中属火，水能克火，而这套锻炼中，在摆动尾闾的时候，能够刺激到脊柱和命门穴，所以这套壮腰强肾的动作可以调理心火。

如果您正因为心火过盛而烦躁不安，不妨尝试一下这套"摇头摆尾去心火"锻炼法，给心降降火，保持一颗健康的心脏。

» 常揉"第三趾"，促进心脏血液循环

天气变凉以后，中老年人心脑血管的发病率就会增加，尤其是寒气较重的清晨，可以说是突发心梗、脑梗的魔鬼时间段。特别是生理机能开始下降的老年人，更加应该在这段时间做好保健工作，尤其是要多锻炼脚部。

人的双脚是距离心脏最远的器官，其处于身体的最下端，再加上重力的作用，血液从心脏流向双脚较为容易，而脚部血液回流到心脏时则相对较难。

流下去的血如果没有足够的压力，很难顺畅地流回心脏。当大量血液积聚于下肢静脉的时候，下肢的组织压力就会增加，必须依靠下肢肌肉的力量，也就是通过肌肉的收缩，挤压下肢血管，协助心脏的泵血作用，迫使下肢静脉血液通过静脉瓣流向心脏，完成血液的体循环过程。也就是说，离心脏最远的脚部血液必须凭借脚部肌肉正常的收缩功能，才能使积存废弃物

的静脉血经由毛细血管、小静脉、静脉流回心脏。

为了让血液从末梢流回到心脏，肌肉必须发挥其作用。这就说明，离心脏最远的脚部肌肉特别重要。脚同人体的心脏一样，对血液循环起着至关重要的动力作用。正因如此，人们将脚称为"人体的第二心脏"。

养心有一个简单的方法，那就是按摩脚上的"第三趾"，这样可以促进心脏的血液循环，起到保护心脏的作用。脚的"第三趾"属火，归心和小肠，也就是说脚上的"第三趾"是心脏的反射区，我们可以在饭后1小时进行按摩。

按摩之前先在"第三趾"上涂抹一些护肤液，再适度地加以按摩，就可以促进心和小肠的血液循环。如果能配合中医学的十二时辰养生法，在手少阴心经最畅旺的时辰，也就是上午11时到下午13时来做；如果再配合选择手厥阴心包经循行最畅旺的时辰，即晚上19～21时进行脚趾按摩，效果将倍增。每次按摩20～30分钟，这也是中医独特的时间医学。

》 每天拍拍手，心脏强壮人长寿

在当今生活中，"足疗"对大家来说并不陌生，人们也越来越重视足部的保健，但是很少有人会想到"手疗"，殊不知，手对于我们的健康有着重要的意义。人体十二经脉中，有六条经络直达手指端，所以手部有丰富的穴位。按摩或刺激这些穴位，可以通过经络等联系调节相应的脏腑、组织和器官，促进机体的健康，甚至治愈疾病。

《黄帝内经》认为，所有的疾病都是气血失调所造成的，血靠气来引导，因此气是健康的关键。气的顺畅与否会影响身体的生理机能、内外分泌、血液循环系统、呼吸系统、神经系统、消化系统、免疫系统等。人手上有很多穴位，拍手时可以振荡气脉，带动十二经脉和奇经八脉（含任督二脉）的循环，把身上的阴寒和污秽之气从10个手指的尖端排出去。所以说，拍手可以促进气血的通畅，从而改善体质，达到强身健体的目的。

标准的拍手疗法需要用最大的力量来拍手，拍出的声音最为清脆响亮。具体方法是将十指张开，两手的手掌和手指分别相对，用力拍击。它的优点是打击面最完全，刺激量最大，治病强身的效果最好，其缺点是声音响亮，容易影响周围的人，可以选择在空阔的地方或者自己一个人的时候练习。

拍手的时候有几点需要大家注意：

（1）用力拍手，手掌或手指某个部位出现红肿乌青甚至裂开出血，不用害怕，可以适当减轻力道，或休息几天，等手复原后就可以继续拍手了，保证不会有任何不良反应。

（2）拍完手后，不要马上接触凉水等，因为拍手后毛孔是张开的，立即接触凉水，容易受寒。

（3）手掌或手指裂开后，不要接触水，否则容易发炎，裂口可用愈裂贴膏或小膏药贴敷，如发炎可用红霉素等。拍手要循序渐进，拍手前后宜活动手腕关节，如旋转手腕、握空拳等。

（4）心肺功能不好的人，刚开始的时候可能越拍越难受，这种难受是一种身体的本能保护，不用担心。刚开始拍的时候，心律也会有些变化，不要强求次数，根据自己的情况，能拍多少下就拍多少下，只要每天坚持，循序渐进，量力而行就可以了。

第二节　养肝就是养气血，气血足人不老

》 肝藏血，人要想长寿必须养好肝

中医认为，肝可以将一定量的血液贮存于肝体之内，以供人体活动所需，发挥其濡养脏腑组织、维持相应功能的作用。

肝脏还能根据机体之需，对各部位的血液供应量做出分配调节。《黄帝内经·素问》曰："故人卧血归于肝，肝受血而能视，足受血而能步，掌受血而能握，指受血而能摄。"这里谈到的就是肝脏对人体外周部分血量调节的作用。一般情况下，人体各脏腑、组织、器官的血流量是相对恒定的，同时需要依据人体机能变化、情绪变化和气候变化做适当调整。当人体处于休息或睡眠状态时，机体所需血量减少，部分血液回流入肝，并贮藏起来；当人体在工作或劳动时，机体所需血量增加，血液则由肝脏输送到经脉，以供全身各组织器官所需。需要注意的是，只有当肝脏的储血量充足时，才能保证对全身血液供应的有效调节。

肝藏血的另一个功能是防止血液外溢，也就是说肝脏能令血液收摄于脉管之内。因肝脏原因引起的出血，大概分为两种情况：一是肝气不足，固摄失职，收摄无力，就可能导致血液逆流外溢，出现呕血、衄血、崩漏等病症；二是肝郁不解日久

化火，肝火太旺，灼伤筋脉，以致血热妄行，可见吐血等病症。此外，肝脏自身功能的发挥，也要有充足的血液滋养。如果滋养肝脏的血液不足，人就会感觉头晕目眩、视力减退。

那么，如何通过养肝来养气血呢？

（1）保持情绪的稳定。情绪稳定可谓是养肝的第一要务。肝气郁结，抑郁症就会接踵而至；肝气过旺，则极易诱发高血压、脑梗死等病。若是一个人经常发怒，喜怒无常，势必影响到肝。所以，养肝要制怒。

（2）注意起居有常。对于生活节奏紧张的现代人来说，规律的生活、足够的休息和睡眠成了奢侈品，但是起居有常对养肝来说至关重要。当人进入深度睡眠时，体内的血就会归到肝里面去，肝脏供血充足有利于肝细胞的恢复，与此同时，肝脏的局部免疫能力也会加强，所以，养肝要睡好。

（3）饮食要有节。保持健康，最忌讳暴饮暴食，养肝尤其要注意食物禁忌，如忌酒；忌吃雄鸡、鲤鱼、牛、羊、狗肉等发物；少食油腻、辛辣、刺激性强的食物，如肥肉、猪油、辣椒、油炸等食物。"五谷为养，五果为助，五荤为充"，要讲究合理均衡地搭配饮食。

（4）不妄作劳。随着人们年龄的增长，肝的重量逐渐减轻，肝细胞的数目逐渐减少，肝的储备、再生、解毒能力下降，若过度劳累或精神紧张，肝很容易受到损害。所以，除了正常的劳动外，不要作过度的操劳，以免影响肝脏的功能。

» 五味五色入五脏：肝喜绿，耐酸

酸味食物有促进消化和保护肝脏的作用，常吃不仅可杀灭胃肠道内的病菌，还有防感冒、降血压和软化血管的功效。以酸味为主的番茄、山楂、橙子等食物均富含维生素C，可防癌，抗衰老，防止动脉硬化，也具有美容增白的作用。

　　肝的颜色是青色，属春天。青色食品多补肝。在春天，应适当多吃青笋、青菜、青豆、菠菜等青色食品。

　　下面推荐两个有益于中老年人健康的小食谱。

橙子草莓果汁

【材料】橙子1个，草莓250克，蜂蜜、葡萄适量。

【制法】橙子切成两半榨汁，取汁液备用；草莓洗净后去蒂，然后与橙子汁一起放入果汁机里榨汁，最后放入蜂蜜、葡萄，搅拌均匀即可。

【功效】增强抵抗力，提神养颜。

香油拌菠菜

【材料】菠菜、香油适量。

【制法】将新鲜菠菜洗净，放入煮沸的水内，焯2分钟，捞出，控干水后，放入凉开水中浸2分钟捞出，用手挤去水，切段，加入香油，拌匀即可食用。

【功效】防治面部蝴蝶斑。

» 中老年人养肝三要：心情好，睡眠好，饮食好

　　春季，人体新陈代谢与肝脏关系极大，春季养生宜顺应阳气生发的特点，以养肝为第一要务。中医认为，春季肝气旺盛而生发，如果肝气生发太过或是肝气郁结，都容易损伤肝脏，到夏季就会发生寒性病变。

　　（1）心情好：慎激动，少争执，莫惊乱。中医认为，肝属

木，与春季生发之阳气相应；如果不学会自我调控和驾驭情绪，肝气抑郁，则会生出许多疾病来。中医认为，怒伤肝，春季养肝要减少与他人不愉快的纷争，尽量避免过于激动而影响情绪。培养乐观开朗的性格，对春季养肝颇有裨益。

（2）睡眠好：睡眠要充足，作息要规律。《黄帝内经》云："人卧血归于肝。"现代医学研究证实睡眠时进入肝脏的血流量大量增加，有利于增强肝细胞的功能，提高解毒能力，并加快营养物质的代谢，抵御春季多种传染病的侵袭。因此，保证充足的睡眠和提高睡眠质量有助于春季养肝。

中年人每天需保证8小时的睡眠，60岁以上的老年人应在7小时左右，80岁以上的老年人则要睡8～9小时，体弱多病者可适当增加睡眠时间。

另外，晚饭不要吃得过饱，睡前切勿饮浓茶及咖啡，睡前应用热水洗脚，以帮助提高睡眠质量。

（3）饮食好：少酸增甘，少油腻，忌生冷。平补养肝，春季滋补以清平为主，适当多吃些温补阳气的食物，少酸增甘，忌吃油腻、生冷、黏硬食物，以免伤及肝脾。注意摄取足够的维生素和矿物质，从而提高人体免疫功能，增强抗病能力。

春季是吐故纳新，采纳自然阳气养肝的好时机，而适当运动则是最好的方法之一。中医认为，肝主筋，坚持锻炼能疏筋活络，有益肝脏。中老年人群可根据自身体质状况，选择适宜的运动方式，如散步、慢跑、做体操、打太极拳、舞剑、打球、郊游和爬山等。

» 打好养肝保卫战，这些食物不宜多吃

食疗养生是养生学里最重要的部分，民以食为天，吃得健

康才是预防疾病、提高身体免疫力最根本的方式。那么，养肝在饮食方面有哪些禁忌呢？

（1）忌酒。我们都知道，适当的喝一点儿酒有益身体健康，但不能过量。酗酒伤肝，尤其是对于肝脏有损伤的患者来说，饮酒对肝脏无疑是雪上加霜，会进一步加重对肝脏的损害。而对本身解毒代谢功能低下的肝病患者来说，酒精的中间代谢产物乙醛会直接损害肝细胞，所以，肝功能不好的人最好不要碰酒。

（2）不要食用霉变食物。很多生活节俭的人，尤其是一些上了年纪的老人，对粮食有着特别的热爱，食物发了霉，常常晒晒或者去掉发霉的部分继续吃。可有关研究发现，发霉的食物如花生、大豆、玉米等，霉变后会产生一种致癌物质——黄曲霉素，它对肝脏有极强的毒性，容易导致肝细胞受损、变性甚至坏死，继而有可能诱发肝癌，对身体健康十分不利。爱惜粮食是我们每个人都应该做到的美好品德，但为了健康，发霉的食物还是不要吃了。

（3）糖等甜食要少吃。糖分被人体吸收后，一部分会转化为脂肪，食用过多可能会导致脂肪肝的发生。另外，糖还会影响胃肠道内酶的分泌，多吃会影响食欲。糖也容易发酵，有可能加重胃肠胀气。

（4）腌制食品要少吃。各种腌制食品中含有较多的盐分，会影响肝病患者体内的水、钠代谢，为了身体健康，还是少吃为好。

（5）味精要少用。味精可以说是现在厨房里最常见的调味品了，相信很多人也知道味精吃多了不好，尤其是肝病患者，如果食用较多的味精，容易出现头痛、心慌、恶心等不适症状。

» 秋季老人肝气弱，试试四种补肝方

从传统中医的五行来看，秋季和肺在五行中属金，故秋季肺气最旺，又因金克木，肝属木，故肝气较弱，所以秋季进补应重在养肺补肝。《寿亲养老新书》中说："减辛增酸，以养肝气。"因为秋燥易伤阴，故而应注意少吃辛辣之品，使肝气得以补益，则有助于滋养肝脏。

下面就介绍几种适合秋季服用的药茶和药膳：

芝麻甜杏茶

【材料】黑芝麻250克，甜杏仁50克，白糖与蜂蜜各50克。

【制法】将黑芝麻炒熟研末，甜杏仁捣烂成泥，与白糖和匀后隔水蒸1～2小时，晾凉后即可。服用时加蜂蜜1～2匙。每次2匙，每日2次。

【功效】补益肝肾，润肺止咳。

桑菊薄荷茶

【材料】桑叶、菊花、薄荷各10克。

【制法】清水适量煮沸，将桑叶、菊花、薄荷一起投入水中煮10～15分钟即成，不拘时饮。

【功效】疏风散热、清肝明目，可缓解风热感冒引起的咳嗽。

青果绿茶

【材料】青果3枚，绿茶2克，冰糖适量。

【制法】将青果洗净后捣破，放入绿茶和冰糖，冲入开水，晾凉后即可。在口中含1～2分钟后慢慢咽下，不拘时饮。

【功效】清热利咽、净口明目，可缓解口腔溃疡。

何首乌红枣粥

【材料】何首乌20克，红枣10枚，粳米50克。

【制法】将何首乌洗净、晒干、碾碎，粳米、红枣淘洗干净放适量水煮沸，待粥煮沸后投入何首乌碎末搅匀，煮至粥稠即可。每次1小碗，每日2次。

【功效】乌发生发、平肝降脂，减轻脂肪肝、高脂血症。

金色的秋季也是尽享美味水果的时候，可吃一些柚子、柠檬、猕猴桃、梨、石榴、柑橘、金橘和葡萄等甘酸兼有的水果。因为酸味入肝，甘味入脾，以上水果可补肝健脾，又有滋阴养肺的作用。

» 适合中老年人的简便"养肝功"

下面为中老年朋友介绍一套简单易行的养生功，旨在条达肝气，宣畅肝血，舒展筋络。

（1）扭腰晃膀：练习者两脚分开，平行站立，距离与肩同宽，微屈膝胯，肩腰等关节放松，悠缓自然地扭腰晃膀，呼吸自然。要求做到上体、肩、腰重点放松，称为上虚，练功期间将身体重心下移，将紧张点移到两脚上，称为下实。腰膀不限姿势地晃动，动作要轻柔，富于节奏。

（2）顺风扫叶：两脚分开相距1米左右站立，膝微屈，放松全身，两臂顺时针在身前轮转4～8次，然后换成逆时针方向在身前轮转4～8次。轮转的时候两手的运动幅度越大越好，但也要保持动作轻柔，称为"顺风扫叶"，也就是强调不要用力，而要用意。

（3）叩击足三里：两拳松握，叩击两小腿上面的足三里穴。

正坐屈膝垂足，用手从膝盖正中往下摸到一突起高骨，叫胫骨粗隆，足三里穴就在胫骨粗隆处下缘直到一横指的地方。

（4）轮击肩背。两脚分开，距离与肩同宽，自然站立，肩腰放松，两臂像儿童玩耍的摇鼓软槌，轮击肩背等处。

（5）双手托天：双手手指交叉，掌心朝上，上举过头呈托天状。脚跟在两臂上伸时，向上提起，并用鼻轻轻地吸气，吸气速度要匀缓，然后放松两臂，肘肩自然微屈，同时脚跟下落，并用鼻缓缓呼气，如此呼吸若干次。

（6）抬头跷腿：练习者仰卧在床上，两臂前举，前胸、头和上身尽量向上抬起，同时两腿伸直高高跷起，5～10秒钟后落下，每日2次，每次10下。

（7）俯撑挺腹：俯卧在床上，两臂屈曲放在体侧，然后两臂用力撑起，抬头，眼向前看，胸腹尽量向前挺，5～10秒钟后落下。每日2次，每次10下。

第三节　养脾就是养元气，脾脏好百病消

》脾为后天之本，主管血液和肌肉

脾胃在人体中的地位非常重要。《黄帝内经·素问·灵兰秘典论》里面讲道："脾胃者，仓廪之官，五味出焉。"将脾胃的受纳运化功能比做仓廪之官，也就是人体内的"粮食局长"，身体所需的一切物质都归其调拨，可以摄入食物，并输出精微营养物质以供全身之用。可以说，养脾就是养元气，如果脾胃气机受阻，脾胃运化失常，那么五脏六腑无以充养，精气神就会日渐衰弱。

脾位于中焦，腹腔上部，在膈之下。脾的主要生理功能包括：

1.脾主运化

一是运化水谷的精微。饮食入胃，经过胃的腐熟后，由脾来消化吸收，将其精微部分，通过经络，上输于肺。再由心肺输送到全身，以供各个组织器官的需要。二是运化水液。水液入胃，也是通过脾的运化功能而输布全身的。若脾运化水谷精微的功能失常，则气血的化源不足，易出现肌肉消瘦、四肢倦怠、腹胀便溏，甚至引起气血衰弱等症。若脾运化水液的功能失常，可导致水液潴留，发生水肿等症。

2.脾主升清

脾主升清是指脾主运化，将水谷精微向上输送至心肺、头目，为机体上部组织器官提供营养，并通过心肺的作用化生气血，以营养全身。

3.脾主统血

所谓脾主统血，是指脾有统摄（或控制）血液在脉中运行而不致溢出脉外的功能。《类证治裁》说"诸血皆统于脾"，《难经·四十二难》中提出"脾裹血"亦是指这一功能。脾统血实际上是脾气对血液的固摄作用。因为脾为气血生化之源，脾气旺盛，就能保证体内气血充足，气能摄血，这样，生成之血就能在脉管内运行，不致逸出脉外。

除此以外，脾还具有不可忽视的附属功能。中医认为，正常地思考问题，对机体的生理活动并无不良影响，但思虑过度，所思不遂则伤脾。《黄帝内经·素问》说："思则气结。"脾气结滞，则会不思饮食，脘腹胀闷，影响运化升清和化生气血的功能，从而导致头目眩晕、烦闷、健忘、手足无力等。

总之，脾是人体五脏六腑气机升降的枢纽，是人体气血生化之源，中医学认为，脾若伤，百病由生。因此，我们一定要养好自己的脾。

» 五味五色入五脏：脾喜黄，耐甜

在饮食中，脾主黄色，黄色的食品能补脾。在长夏和每个季节的最后18天，应适当地多吃山药、土豆、小米、玉米等黄色食品。这些食物具有维护上皮组织健康、保护视力、抗氧化等多种功能。

黄豆也是黄色食物，每天喝一些黄豆浆，对保护脾有很好的疗效。下面给大家推荐几款养脾的黄色食谱：

山药炖鸭

【材料】鸭肉250克，山药100克，红枣、枸杞各少许，葱、姜、八角、花椒、香叶、陈皮、黄酒、冰糖、盐、胡椒粉各适量。

【制法】将鸭肉洗净后切块，入冷水中煮开，关火捞出鸭肉，用冷水冲洗2～3次。锅中加冷水，放入鸭肉、葱段、姜片、八角、花椒、香叶、陈皮、黄酒。大火烧开后转中小火炖50分钟。加盐调味，放入冰糖、山药块、红枣和枸杞，再炖10分钟。出锅加胡椒粉和葱花即可。

【功效】山药含有多种营养素，有强健机体、滋肾益精的功效。

黄豆炖猪蹄

【材料】猪蹄300克，黄豆100克，生姜、葱各10克，盐、味精、白糖、胡椒粉和枸杞各少许。

【制法】鲜猪蹄刮毛洗净，切成块，黄豆用水泡透，生姜切片，葱切花。砂锅内放入清水，加入姜片、猪蹄块、黄豆、枸杞，用大火煲开，再改用小火煲30分钟，然后加入盐、味精、白糖调味。最后撒入胡椒粉、葱花即可盛出。

【功效】此菜补气血，富含胶原蛋白，对美肤养颜具有一定的功效。

在五味中，脾主甜。"甘入脾"，指的是甘甜的食物具有补气养血、补充热量、解除疲劳、调养解毒的功效。

食甜可补气养血、补充热量、解除疲惫、调养解毒，但糖尿病、肥胖病和心血管患者宜少食。甜味的食物走脾胃。有些中老年人特别喜欢吃糖，说明他脾虚。病在脾胃，就要少吃甜味的食物和油腻的食物，这样的食物会让脾增加代谢负担，使脾更加疲劳，但是甜味食物具有滋养、强壮身体、缓和疼痛的作用，疲劳和胃痛时可以试一试。

» 年老脾胃虚弱，管好嘴巴最重要

明代四大医学家之一的朱丹溪在《养老论》中，叙述了年老时出现的症状与保养方法。朱丹溪根据他的"阳常有余、阴常不足"与重视脾胃的学术思想，认为中老年人具有脾胃虚弱与阴虚火旺的特点。因此，中老年人在养生方面，一定要注意管好自己的嘴巴。

（1）节制饮食，但不偏食。老年人内脏功能不强，脾弱明显，更有阴津不足、性情较为急躁者。由于脾弱，故食物消化较为困难，吃完饭后常有饱胀的感觉。阴虚易生虚火，往往气郁生痰，引发各种老年疾病，故而要节制饮食。现代医学也认为，饮食失节失宜，是糖尿病、高脂血症、肥胖症、心脑血管疾病、普通老化症等代谢病的潜在诱因。

因此，中老年人每餐应以七八分饱为宜，晚餐更要少吃。另外，为平衡吸收营养，保持身体健康，各种食物都要吃一点。如有可能，每天的主副食品应保持10种左右。

（2）饮食宜清淡、宜慢。朱丹溪说："胃为水谷之海，清和则能受；脾为消化之器，清和则能运。"又说，五味之过，损伤阴气，饕餮厚味，化火生痰，是"致疾伐命之毒"。所以，中老年人的饮食应该以清淡为主，要细嚼慢咽，是养阴摄生的措施之一。

有些中老年人口重，殊不知盐吃多了会给心脏、肾脏增加负担，易引起高血压。为了健康，老年人一般每天吃盐应以6~8克为宜。有些老年人习惯于吃快食，不完全咀嚼便吞咽下去，同样对健康不利。应细嚼慢咽，以减轻胃肠负担，促进消化。另外，吃得慢些也容易产生饱腹感，防止进食过多，影响身体健康。

（3）饭菜要烂、要热。老年人的生理特点是脏器功能衰退，消化液和消化酶分泌量减少，胃肠消化功能降低。故补益不宜太多，多则影响消化、吸收的功能。另外，老年人牙齿常有松动和脱落，咀嚼肌亦变弱，因此，要特别注意照顾脾胃，饭菜要做得软一些，烂一些。

中老年人对寒冷的抵抗力差，吃冷食可引起胃壁血管收缩，供血减少，并反射性引起其他内脏血循环量减少，不利健康。因此，中老年人的饮食应稍热一些，以适口进食为宜。

（4）蔬菜要多，水果要吃。老年人应多吃蔬菜水果。新鲜蔬菜是老年人健康的朋友，它不仅含有丰富的维生素C和矿物质，还有较多的纤维素，对保护心血管和防癌、防便秘有重要作用，每天的蔬菜摄入量应不少于250克。另外，各种水果含有丰富的水溶性维生素和金属微量元素，这些营养成分对于维持体液的酸碱度平衡有很大的作用，为保持健康，老年人在每餐饭后应吃些水果。

» 脾虚中气不足，党参来补气

中气指的是中焦脾胃之气，我们常说脾胃是后天之本，中气不足，人体就如同失去了源头活水，难免坐吃山空。怎样检验自己是否中气不足呢？告诉大家一个简单的办法：脾、胃气不足的人，多感觉四肢无力，没有胃口，不爱吃东西，大便溏稀，舌头上多有齿痕。

中气不足的人很适合食用党参。党参是我们比较常用的传统补益药物，对于脾胃虚弱、食欲不振、大便溏稀等有较好疗效。在古时人参和党参是不分的，《本草纲目》中有人参而无党参的介绍，后来从清代《本草从新》开始，正式将它们分为两种药材。一些急症、重症的人适合用人参补气，而轻症、慢性疾病的人则可以用党参代替人参。正因党参的药力比人参薄弱，所以更适合大家的日常保健使用。在作为药用煎汤的时候，党参的使用量宜在每天6～15克，要达到人参的功效时，可用人参量的4倍。

人年纪大了之后，脾胃气血不足，常感觉四肢无力，这时候就可以用党参煮粥或者煲汤。煮粥的时候，需要先把党参切成大段，然后洗净泡上10～20分钟，泡过的水不要扔掉，放入锅中煮沸。然后再将党参也放入锅中，20分钟左右后，将洗净的小米也放入锅中，等水再次煮开后，转成小火直到粥成。

煲汤的办法也比较简单，可以用党参搭配当归、生地一起炖骨头汤喝，每周喝1次，对身体的补益作用不错。也可以在煲鸡汤、猪肚汤等各种肉汤的时候放上些党参，让汤的味道更鲜美，滋补的功效也是更上一层楼。

我国很多地方都产党参，除了山西五台山的野台党参之外，大多数人仍以山西潞安、长治所产潞党参为优。据说，以前人们为了鉴别潞党参的真伪，让两个人比赛走路，走前一人嘴里含着潞党参，另一人则不含，急走三四里地，如果不含的人气喘吁吁，而含着的人却气息自如，那么这就是真正的潞党参了，因为其他地方的党参都达不到这么好的效果。由此也能看出，党参具有补气作用，最宜脾虚肺虚的人食用。大家在食用党参时还可以用其泡水、泡酒喝，也可用党参水来洗脚。总之，使用党参的方法多样，总有一种是适合您的，大家可以根据自己的需要选择。

» 山药——补脾益肾的"上品"之药

中医把山药视为治疗虚劳的灵丹妙药。李时珍说山药"益肾气，健脾胃"，很推崇它的补肾健脾之功。山药的作用温和，不寒不热，对于补养脾胃非常有好处，适合胃功能不强，脾虚食少、消化不良、腹泻的人食用，患有糖尿病、高脂血的中老年人也可以适当地多吃山药。

山药中以怀山药为最，它是一种具有高营养价值的健康食品，外国人称其为"中国人参"。山药口味甘甜，性质滋润平和，归脾、肺、肾经。中医认为它能补益脾胃、生津益肺、补肾固精，非常适宜防治脾胃虚弱、肺脾不足或脾肾两虚的体质虚弱，以及病后脾虚泄泻、虚劳咳嗽、遗精、带下、小便频数等症。

山药不仅是非常好的中药材，更是餐桌上的一道美食，深受人们的喜爱。下面我们便为大家推荐几道益气补脾的山药美食。

香菇山药羹

【材料】山药半根，鲜香菇4朵，油菜4棵，植物油、盐、香油各适量。

【制法】山药洗净，去皮，切丁，放入盐水中浸泡。香菇切成丁后，焯水后过凉，备用。油菜洗净焯水后过凉，备用。锅中倒油烧热，放入山药丁翻炒约1分钟。加入适量清水，煮沸后放入香菇和油菜，再次煮沸后，加盐调味，淋香油即可出锅。

【功效】这道香菇山药羹色泽清新，清淡可口，营养丰富。其中香菇能养血补气、软化血管、防止癌症；油菜可以润肤补钙、散血消肿；山药则具有健脾益胃、促进消化、强健机体、益肺止咳、降低血糖、延年益寿等多种营养功效。

开胃山药

【材料】怀山药200克，山楂糕100克，蜂蜜10～15克，干桂花5克。

【制法】先在一只干净的碗中放入蜂蜜与干桂花，将二者搅拌均匀之后备用；再将备好的山药洗净去皮，切成大段之后放入锅中蒸熟，随后将蒸熟的山药切成约0.5厘米的厚片，晾凉备用；另外，将备好的山楂糕切成与山药同样厚度的山楂糕片。最后在另一只干净的碗中将切好的山药片与山楂糕片交替码好，并将调好的桂花蜂蜜浇在上面即可。

【功效】此方具有益气健脾、开胃化瘀的功效。

山药红枣粥

【材料】山药100克，粳米100克，红枣适量。

【制法】洗净山药，去皮切片，将其捣成糊。洗净红枣，浸泡在温水中，捞出后去核。淘净粳米，将红枣与粳米一起放入锅中煮成粥。粥稠将成时，把山药糊调入搅匀即可。

【功效】健脾补血、降压益气，对贫血、高血压、慢性肠炎、腹泻等有益。

需要提示的是，山药去皮食用口感较好，削皮时应尽量避免接触山药皮，因为山药皮中所含的皂角素，有的人接触后会引起过敏症状。烹制山药的方法很多，可蒸、炒、煮，不宜生吃，因为生山药含有一定毒素，经过烹调之后食用才比较安全。食用山药时不宜同时服用碱性药物。

此外，山药具有收敛作用，患感冒、大便燥结者及肠胃积滞的中老年人不宜食用。

就益气补脾这方面来说，山药的做法也还有很多。不过，我们在用山药益气补脾时一定要注意从自身情况出发，遵从食用时的禁忌，以免造成食物中毒，影响自身健康的恢复。

» 调理脾胃的名方：补中益气汤

在讲补中益气汤之前，有必要讲一下什么是补中益气。补气又称益气，是中医治疗气虚证的方法。饮食失调、年老体弱和久病都有可能导致气虚证，临床表现为脏腑功能衰退等证候。

补中益气汤是宋金时期著名医学家李东垣创制出来的，他以"人以脾胃中元气为本"的原则，结合当时人们饮食不节、起居不时、寒温失所导致的胃气亏乏的现状，创制了这一方剂。方药组成如下：

补中益气汤

【材料】黄芪1.5克（病甚劳役，热甚者3克），甘草1.5克（炙），人参0.9克（去芦），当归身0.3克（酒焙干或晒干），橘皮0.6~0.9克，升麻0.6~0.9克（不去白），柴胡0.6~0.9克，白术0.9克。

【用法】上药切碎，用水300毫升，煎至150毫升，去滓，空腹时稍热服。

【功效】补中益气，升阳举陷。适应于脾胃气虚，少气懒言，四肢无力，困倦少食，饮食乏味，不耐劳累，动则气短；或气虚发热，气高而喘，身热而烦，渴喜热饮，其脉洪大，按之无力，皮肤不任风寒，而生寒热头痛；或气虚下陷，久泻脱肛。

方中黄芪补中益气，升阳固表为君；人参、白术、甘草甘温益气，补益脾胃为臣；陈皮调理气机，当归补血和营为佐；升麻、柴胡协同参、芪升举清阳为使。综合全方，一则补气健脾，使用后脾胃气虚诸症自可痊愈；一则升提中气，恢复中焦升降之功能，使下脱、下垂之症自复其位。

补中益气汤的适应指征为脾胃气虚，凡因脾胃气虚而导致的各类疾患均能适用，一般作汤剂加减。使用药物的分量，也可相应加减。

» 坚持摩腹保健，调脾胃，强体质

众所周知，脾为后天之本，具有消化、吸收、输送营养物质和促进水液代谢的重要作用，影响着人体各器官的功能发挥及身体健康状况。只有脾的运化功能正常，营养方可充足，各脏器才能很好地发挥作用。对脾胃进行保健按摩，不仅强身健体，还可对胃炎、胃及十二指肠溃疡、消化不良、肠炎、腹泻、便秘、营养不良、肌肉萎缩、口腔疾病、贫血、血小板减少等病有良好的预防作用。

中医里讲，我们的腹部为"五脏六腑之宫城，阴阳气血之发源"；脾胃为人体后天之本，其所受纳的水谷精微，能维持人体正常的生理功能。脾胃又是人体气机升降的枢纽，只有升清降浊，方能气化正常。而经常摩腹，可通和上下，分理阴阳，去旧生新，充实五脏，驱外感之诸邪，清内生之百症，就连唐代名医孙思邈也说过："腹宜常摩，可祛百病。"

之所以通过按摩腹部就能解决脾胃的问题，是因为腹部分布着脾经，此外还有肝经和肾经，通过摩腹就可以达到调节肝、脾、肾三脏功能的作用，三脏功能康健，则水湿代谢平衡，水谷津液得输布，痰、水、湿、瘀之积聚自散。

明代医学家周于蕃指出，摩腹"缓摩为补，急摩为泻"，因此，有便秘等问题时，我们可以采用顺时针的急摩法，而有腹泻等问题时，可采用逆时针的缓摩法。

简单的摩腹运动能对整个消化道产生有益的刺激，因在摩腹过程中可增加腹肌和肠平滑肌的血液流量，增加胃肠内壁肌肉张力及淋巴系统功能，使胃肠等脏器的分泌功能活跃，从而加强对食物的消化、吸收和排泄，改善大小肠的蠕动功能，可起到排泄作用，防止和消除便秘。经常按揉腹部，还可使胃肠道黏膜产生前列腺素，能够有效地防止胃酸过多分泌，并且还能预防消化性溃疡发生。同时，摩腹还可以减少腹部脂肪的堆积。摩腹动作可以单一多次，也可以一次多种动作，具体操作方法为：

（1）揉摩脾胃：右手全掌着力，贴于左肋弓下，并从左肋弓下推摩至右肋弓下。反复数次。

（2）推腹降逆：右手全掌横贴于剑突下，径直推滑至耻骨。反复数次。

（3）脐部揉转：右手全掌按住脐部，手掌不移动，用暗劲反复顺时针方向旋压，反复数次。

（4）腹周旋摩：右手掌部着力，从右下腹开始，沿升、横、降结肠之顺序在腹周旋转抚摩，反复数次。

　　做揉摩脾胃和推腹降逆法可防治胃溃疡、慢性胃炎、胃神经官能症等，做脐部揉转和推腹降逆法可防治慢性肠炎、消化不良等，做揉摩脾胃和腹周旋摩可防治习惯性便秘、泄泻等。摩腹保健不受时间、地点和条件的限制，简便易行，收效明显，是一种简单有效的自我保健方法。

第四节　养肺就是养气，气足生命旺

》肺气不足易衰老，长寿的秘诀在于养肺

伴随着婴儿出生后的第一次啼哭，肺的呼吸运动将伴随着人的一生。肺的呼吸运动本身就是气的运动过程，同时也是维持和调节全身气机的重要条件。

《素问·五藏生成》篇指出："诸气者，皆属于肺。"肺主一身之气，也就是说身体中的各种气都归属于肺。许多初次接触中医的人，遇到"气"这个字都会困惑不已。什么是气呢？中医所讲的气不同于我们日常生活中所指的气。

平时，大家所说的气是指没有一定的形状、体积，能自由散布的物体，比如空气等。中医所说的气是一种具有很强活力的精微物质，它既是令人体器官正常发挥机能的原动力，也是构成人体和维持人体生命活动的最基本物质。

气的来源有三个，一是禀受父母的先天精气，二是食物中的营养物质——即水谷之精气，三是存在于自然界中的清气。这三者通过肺、脾胃和肾等脏腑的综合作用结合而生成人体之气。这种人体之气主要组成部分、分布部位和功能特点的不同，产生了不同的名称，主要有元气、宗气、营气、卫气等。

1.元气

"元气"亦称"原气",是由父母之精气所化生,由后天水谷精气和自然清气结合而成的阴气与阳气。人先天的元气是父母给的,如果不吃不喝的话,这些先天带来的元气只够维持7天的生命。要想生命活动正常进行,就要保住先天的精气,就要吃东西、呼吸自然之气。《黄帝内经》中说:"真气者,所受于天,与谷气并而充身者也。"元气是从天得来的,这里的天是指父母。

元气虽然是先天带来的父母之精气,再加上后天的水谷之气、呼吸之气、自然之气来补充,但元气毕竟有限,有一个定数。人活着的这些年就是不断耗散这些元气的过程,元气足的时候,人的免疫力就比较强,身体也比较健康,随着元气慢慢耗散,人的免疫力开始下降,疾病上身来,有一天元气耗尽了,也就是生命结束的时候。

2.宗气

宗气是积于胸中的后天宗始之气,宗气在胸中积聚之处,称为"气海"。肺从自然界吸入的清气和脾胃从饮食物中运化而生成的水谷精气相互结合,生成宗气,因此宗气的盛衰与肺的呼吸功能、脾胃的运化功能正常与否关系密切。

宗气又有什么功能呢?《灵枢·邪客》说:"宗气积于胸中,出于喉咙,以贯心脉,而行呼吸焉。"即说宗气的主要功能有两方面:一是"走息道以行呼吸",凡语言、声音、呼吸的强弱,都与宗气的盛衰有关。二是"贯心脉以行气血",凡气血的运行、肢体的寒温和活动能力、视听的感觉能力、心搏的强弱及其节律等,皆与宗气的盛衰有关。

3.营气

营气由于富于营养，所以又被称为"荣气"，它与血共同运行于脉中，能循脉上下，营运于全身，故常常以"营血"并称。

营气主要由水谷精气中的精华部分所化生，有营养全身和化生血液两大作用。营气为脏腑、经络等组织器官的生理活动提供营养，可以"营养全身"；营气与血液共行于脉上，算是血液的组成部分，可以"生化血液"。

4.卫气

卫气是运行于脉外之气，属阳，是人体阳气的一部分，所以又被称为"卫阳"。《素问·痹论》中说："卫……不能入于脉也，故循皮肤之中，分肉之间，熏于肓膜，散于胸腹。"即说卫气不受脉管的约束，运行于皮肤、分肉之间，熏于肓膜，散于胸腹。

卫气的生理功能主要有三个方面：一是护卫肌表，防御外邪的入侵；二是温养脏腑、肌肉、皮毛等；三是调节、控制腠理的开合、汗液的排泄，以维持体温的相对恒定等。

由此可以看出，气的生成同肺功能密不可分，尤其是宗气的生成，主要依靠肺吸入的清气与脾胃运化的水谷精气相结合。肺功能不健全，直接影响到宗气的生成，也影响全身之气的生成。此外，肺主气，还体现在其对全身的气机有调节作用。肺有节律地一呼一吸，全身的毛孔也随之有节律地一呼一吸，内脏也随之有节律地一呼一吸。呼即气出，吸即气入，一身之气，都随着肺的运动而运动。

如今空气污染严重，无论健康群体，还是呼吸道疾病患者，日常都应该注重养肺，只有肺气充足了，我们的身体才会健康，气色也会好。

» 五味五色入五脏：肺喜白，耐辣

食物有五色五味之分，食物的味道与颜色不同，其作用也各有区别。

中医认为，五脏各有所喜。《黄帝内经·灵枢》有云："酸走筋，辛走气，苦走血，咸走骨，甘走肉。"又有："酸先走肝，苦先走心，甘先走脾，辛先走肺，咸先走骨。"中医认为，"酸、甜、苦、辣、咸"五味各不相同，均衡进食各种味道的食物对健康十分有利。

辣入肺，辣有发汗、理气之功效，人们常吃的葱、姜、蒜、辣椒、胡椒等食物所含的"辣素"既能保护血管，又可调理气血、流通经络，经常食用可预防风寒感冒，例如葱姜善散风寒、治感冒，胡椒能祛寒止痛，茴香能理气。患有便秘、痔疮和神经衰弱者不宜常食。辛类的食物是走气的。肺主气，肺出现了问题，就不能吃辛味食物。

肺色是白色，属秋天。白色的食品有补肺的作用。银耳、百合、莲子有温肺止咳、益气滋阴的功效。白色的牛奶、豆浆富含蛋白质和钙，是营养型食品，中老年人宜每天进食。

大米和小麦是人类的主食，含淀粉和蛋白质，亦需每天食用。冬瓜相比于南瓜，银耳相比于木耳，白萝卜相比于胡萝卜，白薯相比于红薯，蛋清相比于蛋黄，则多少显示出白色食物在营养上略显单薄。因此，白色食物最好作为配料与其他有色食物搭配食用，以求取长补短。

» 忧则疾生，爱叹气的人老得快

现代社会里，很多人都有爱叹气的毛病。人们常会说："愁一愁，白了头。"中医里也有这样一句话："忧则疾生。"忧愁烦闷的情绪对健康有着很大的损害，因为忧为肺志，故过忧最易伤肺，导致肺气郁结、气机闭塞。正如《灵枢·本神》所说"忧愁者，气闭塞而不行。"喜欢叹气的人多属于气郁，就是"善太息"，有太多的愁绪需要通过一声"叹气"叹出来。这类体质的人多体形偏瘦，常感到闷闷不乐、情绪低沉，还经常会出现两胁胀痛、失眠、健忘等症状。

中医认为，生命活动的维持必须依靠气。当气不能外达而结聚于内时，便形成"气郁"。如果得不到调理，长此以往就会让血液循环不畅，引起血瘀、痰湿，一些疾病也会应运而生。

当今社会，人们生活压力大，生活节奏也快，导致很多人精神紧张、心理压力过重，气郁结的人越来越多。很多人不解，人为什么会叹气？这都是因为气机不畅，人就会觉得闷、不舒服，下意识地想要通过叹气来舒展气机。我们在生活中看到一个人坐在那儿莫名其妙、不由自主地叹气，那他心里肯定有不开心的事，或者是他的潜意识里有让他感觉不舒展、不痛快的事情。

要想调理好气郁体质，关键还是要保持快乐的心情，并且懂得释放自己内心的压力，选择一些轻松的有氧运动，多亲近大自然，让自己的心情得到转换，自然会开朗得多。

» 欢歌笑语，可宣通肺气

《素问·灵兰秘典论》中认为："肺者，相傅之官，治节出焉。"肺的作用就像是宰相一样，协助皇帝，起到治理调节的作用。肺主一身之气，肺气调则周身气行。气是一种流动的物质，通过人体各个脏腑、组织的生理活动来体现。它的主要功能是推动生理活动，温养形体，防御外邪侵入，以及血和津液的化生、输布、转化的气化和固摄作用。总之，气在全身流通，上升下降，维持着人体的动态平衡。

俗话说，"笑一笑，十年少"，中医认为"笑能清肺"。笑能使胸廓扩张，肺活量增大，胸肌伸展，能宣发肺气、调节人体气机的升降、消除疲劳、驱除抑郁、解除胸闷、恢复体力，使肺气下降，与肾气相通，保持身体的活力和新鲜。清晨空气新鲜，出去锻炼的时候，若能大笑几声，可使肺吸入足量的"清气"，并呼出废气，可以加快血液循环，调和心肺气血。

现代医学也证明，许多病痛，特别是心理疾病会随着笑声而销声匿迹。笑是调节人体神经状态的最好方法。人在笑时肺部扩张，氧气可畅通无阻地到达全身，同时笑相当于心脏按压，有助于血液循环，胸肌伸展，能增强免疫能力。笑还可以减轻压抑和紧张情绪，增强消化系统、心血管系统及自主神经系统的功能，减少偏头疼和后背痛的发生。

古诗有云："闲吟可是治愁药，一展吴笺万事忘。"唱歌能够调节心情，减缓精神上的悲伤，有利于人的身心健康。同时唱歌也有利于保护肺脏，唱歌能够刺激抗体的产生，保护上呼吸道免受感染。还有研究发现，经常唱歌能改善人体的呼吸，增加身体的氧气供应量，刺激循环系统，使我们的身体能够调整到一种"平衡和充满活力"的状态。

欢歌笑语，可宣肺气，总地来说就是促进人体"内气"和自然界的"外气"快速转换，使人体气血通畅。不过，欢歌笑语也要有度。又说又笑地时间长了，人的呼吸会变得急促，血液、内分泌及各脏腑功能会出现异常或较剧烈的变化。对健康人来说，可能不会有什么大的问题，对有潜在疾病或情况特殊的人，可能有危害。同时，应注意保持周围空气的清新，因为肺的主要生理功能是进行体内外气体交换，吸清呼浊，即吸入氧气，呼出二氧化碳，保证机体对氧的需求，所以日常生活中对肺的养生保健最重要的是周围空气的清新。

» 久卧伤气，老年人最不宜久卧

很多老人随着体力逐渐下降，变得喜静少动，有的人喜欢赖床，认为"万事不如背在席"。《黄帝内经》认为"久卧伤气"，肺主气，长期卧床，会影响到肺气的宣发肃降，日久可能造成气虚。现代有人经过统计研究发现，卧床3个月相当于衰老了30年。举个例子，一个健康的人如果一直在床上躺着，几天之后下床活动时就会感觉到气短心慌，似乎已经变成了老年人一样，这就是"久卧伤气"的最直观体现。

中医上有"适卧养气"的说法，也就是说适当地卧床休息，有利于恢复肢体筋肉官窍之气以及内在脏腑之气，从而恢复脑力和体力，为下一阶段的劳动做好准备。老人本身因为年龄增大，身体多虚，若饱食之后也不愿意活动，习惯卧床或者静坐休息，这样经脉难以流通，气血凝滞，可累及内在各脏腑之气，引起一些气血不足的表现，如精神萎靡、身倦乏力、饮食不振、或动则心悸、气短、汗出。长时间坐卧不动还会阻碍肌肉血液循环，使肌肉贫乏无力，身体抵抗力也会下降，人就更容易生病了，也会引发慢性胃炎、消化道溃疡、冠心病、腰肌劳损、痔疮等症。略有小疾的病人，适当增加户外活动既可以避免坐卧的孤独无聊，转移对疾病的注意力，又可以活血行气，增强体质。

唐代医学家孙思邈认为："养性之道，常欲小劳。"也就是说，一些适当的劳累有益于身体健康。这个观点对于我们现代人养生，尤其是对老年人有极佳的指导意义。很多老年人体弱而多病，常欲卧床休息。天长日久，身体就更加疲乏无力。肺主气，司呼吸。对于习惯久卧的老年人，平时不妨多做些扩胸运动，来帮助增强肺功能。具体方法为：每卧床一两个小时后，站起来，双臂同时或交替向外、向上扩展，做扩胸运动。每次锻炼3～5分钟，运动的同时，可上下左右缓缓活动颈部，也可以耸两肩、侧腰，呼吸宜深长，还可不时地敲打或按摩腰部肌肉。通过这些方式来催动全身气机运行，扩胸运动的次数、强度和频率，可依据自己身体的状况而定。

» 养肺一定要懂得呼吸的学问

看到这可能有人要说了，呼吸能有什么学问，谁不是生来就会的？的确，呼吸是人天生的本能，有助于养生的呼吸方法是需要学习培养的。在我国传统养生的方法中，呼吸的作用对于养肺来说非常重要。

肺主一身之气，肺的呼吸功能正常，清气被吸入，浊气被排出，后天之气就旺盛充沛；肺的呼吸功能异常，清气进入少，浊气排出难，后天之气就虚亏不足。我们要培养好的呼吸法，保证肺主气的功能正常。

现在我们的呼吸方式基本都是胸式呼吸法，这种呼吸方法每次的换气量很小，根本不能满足身体在正常的呼吸频率下对氧气的需求，体内的二氧化碳也不能被完全排出体外，如此导致的结果就是，二氧化碳在体内越积越多，氧气也就越来越少，最后无法满足大脑的需求，人就会感到疲劳、困倦。

氧气不能像体内的其他养分那样储存起来，我们需要一刻不停地呼吸，然而，胸式呼吸法只利用了肺活量的三分之一，不能吸纳大量的空气，因而人体的新陈代谢就会缺乏充足的氧气。那么，如何充分利用肺活量呢？那就是进行腹式深呼吸，我们可以先慢慢地由鼻孔吸气，使肺的下部充满空气。吸气的过程中，由于胸郭向上抬，横膈向下，腹部就会慢慢鼓起。然后再继续吸气，使肺的上部也充满空气，这时肋骨部分就会上抬，胸腔扩大。这个过程一般需要5秒钟，最后屏住呼吸5秒钟。经过一段时间的练习，可以将屏气时间增加到10秒，甚至更长。肺部吸足氧气后，再慢慢吐气，使肋骨和胸腔渐渐回到原来的位置。停顿一两秒钟后，再从头开始。这样反复10分钟。时间长了，我们就会自然而然习惯这种深呼吸法。一旦您形成了自觉的习惯，您的肺就会扩张。腹式深呼吸可通过刺激各呼吸肌的柔韧性而使您的肺活量大大增强。如果肌肉再扩展一些，它们会把肺组织拉得更开一些，使得更多的空气进入，体内的氧气充足了，才能满足大脑对氧的需求，使人精力充沛。如此一来，还弥补了胸式呼吸的不足，是养肺的好方法。

从中医角度来看，下腹部的穴位均归属下丹田，腹式呼吸与练气功时要求的"意守丹田"有异曲同工之妙。这时大脑和全身处于相对静止的状态，全身经脉气血运行得到改善，对于高血压、糖尿病和失眠都有显著效果。临睡前躺在床上，仰脸朝上，两手平放在身体两侧，闭上眼睛，做深呼吸，同时慢慢抬起双臂，举过头部，紧贴两耳，手指触床头。这一过程约10秒钟，双臂同时还原。这样反复10次，就能消除一天的疲劳，而且能让您很快入睡。

» 中老年人的养肺小妙招

随着年龄的增长，我们身体的各项机能都会渐渐出现退化，不像以往那么强壮，尤其是心肺功能。下面介绍三个小妙招，它们在疏通肺气上有着很好的功效。

第一招：摩喉护肺

具体做法为：练习者要端坐，仰头，颈部伸直，用手沿咽喉部向下按摩，直到胸部。双手交替按摩30次为1遍，可连续做2~3遍。这个动作的好处在于可以清利咽喉，止咳化痰。

第二招：深吸气护肺

可以在每天清晨起床后或晚上临睡前，平卧在床上，进行腹式呼吸，深吸气，再吐气，反复做20~30次。关于深呼吸的养肺功效我们已经多次提到了，它主要是锻炼肺部的生理功能，使其能更好地吸入清气，排出浊气。

第三招：捶背护肺

端坐，腰背自然直立，双目微闭放松，两手握成空拳，反捶脊背中央及两侧，各捶3~4遍。需要注意的是，捶背的顺序要从下到上，再从上到下，先捶背中央，再捶左右两侧。沿脊背捶打，如此算1遍。在捶背的同时要闭气不息，叩齿5~10次，并缓缓吞咽津液数次。这种方法可以疏导肺气，通脊背上的经脉，预防感冒，同时有健肺养肺之功效。

第五节　养肾就是养命，肾好寿命长

» 肾脏为生命提供原动力

每个人从出生开始要经过生长、发育、成熟、衰老、死亡的过程。在这个过程中，决定我们健康与否和生命长短的，不是心，不是肝，而是被我们誉为"先天之本"的肾。自古中医就有"肾为先天之本""肾者，精神之舍，性命之根""人欲长寿者，乃当爱气，尊神，重精也"的说法。积聚历代医家之智慧，我们认为人体的形成是肾所藏之精互相结合的结果，是生命存在的物质基础，无此基础则人无以构成与存在，故曰肾为生命之本。肾中藏有的精气，是人体生长发育的原动力，是人体的能量库。

人生成之后，其生长、发育与肾藏之精密不可分。《黄帝内经·素问》第一篇《上古天真论》中描述："岐伯曰：女子七岁，肾气盛，齿更发长……七七，任脉虚，太冲脉衰少，天癸竭，地道不通，故形坏而无子也。""丈夫八岁，肾气实，发长齿更……八八，天癸竭，精少，肾脏衰，形体皆极，则齿发去。"女子以 7 年为一阶段，男子以 8 年为一阶段，先后出现齿更发长、真牙生而长极，筋骨坚强隆盛、肌肉壮满、身体壮盛等发育现象，表明了肾精的充盈对人体成长的重要作用，故有

"肾为人体生长之本"的说法。肾也是人体盛衰之本，清朝名医张锡纯曾说："元神随督脉下行至精室，与元气合而化精。"这表明人体的精髓、元气、精室、睾丸与精之化生皆为肾所主，故肾为生精之本。

精是构成人体的基本物质，也是人体各种机能活动的物质基础。精又有先天之精与后天之精。先天之精，禀受于父母，后天之精来源于饮食水谷之精气，由脾胃化生。先天之精是产生生命、构成人体的原始物质，后天之精是维持人体生长发育及生命活动的物质基础。先天之精和后天之精的来源及作用特点虽然有异，但二者相互依存、相互为用。肾的精气，有促进人体生长发育的能力。

人的生命除了需要精气的支持，还需要血液的濡养，中医认为肝藏血，但精血同源，精可生血，精充则血旺。且张景岳曾语"命门为精血之海"，肝血不足，亦须滋肾以养肝，故曰肾为生血之本。精与血都离不开"肾"的供给。

肾脏为生命提供的原动力，也不是源源不断的。中医认为先天赋予生命的基本物质都是有一定限度的。按照《黄帝内经》的观点，人如果正常工作和生活的话，活到100岁是没有什么问题的。对于此，《素问·上古天真论》中说："上古之人，春秋皆度百岁，而动作不衰……其知道者，法于阴阳，和于术数，食饮有节，起居有常，不妄作劳，故能形与神俱，而尽终其天年，度百岁乃去。"意思就是上古的人都能活到100岁，并且动作还都比较敏捷。当然，这需要有一个前提条件，就是按照正常的规律去生活。

》 五味五色入五脏：肾喜黑，耐咸

肾色为黑色，属冬天。黑色的食品有益肾、抗衰老的作用。因此，应适当多吃桑葚、黑芝麻、黑米、黑豆、何首乌、熟地等黑色食品，它们都有补内益气、固肾延年的作用，特别是机体渐渐出现衰退现象的中老年人，应该多选食黑色食物，吃的食物越黑越健康。现代研究也证实，黑色食物可以滋养肾脏。黑色食物一般含有丰富的微量元素和维生素，黑米、黑豆、黑芝麻、黑枣、黑荞麦等就是最典型的代表。

黑色食物个个都是养肾的好手。这五种食物一起熬粥，更是难得的养肾佳品。

（1）黑米。也被称为"黑珍珠"，含有丰富的蛋白质、氨基酸以及铁、钙、锰、锌等微量元素，有开胃益中、滑涩补精、健脾暖肝、疏筋活血等功效，其维生素和铁的含量是普通大米的7倍，对补充人体微量元素大有帮助，用它煮八宝粥时不要放糖。

（2）黑荞麦。可药用，具有消食、化积滞、止汗之功效。除富含油酸、亚油酸外，还含叶绿素、芦丁以及烟酸，有降低体内胆固醇、血脂和血压，保护血管功能的作用。它在人体内形成血糖的峰值比较延后，适宜糖尿病人、代谢综合征病人食用。

（3）黑枣。有"营养仓库"之称的黑枣，含有蛋白质、糖类、有机酸、维生素和磷、钙、铁等营养成分，性温味甘，有补中益气、补肾、养胃、补血的功能。

（4）黑豆。黑豆被古人誉为"肾之谷"，味甘性平，不仅形状像肾，还有补肾强身、活血利水、解毒、润肤的功效，特别适合肾虚患者。黑豆还含有核黄素、黑色素，对防老抗衰、增强活力、美容养颜有帮助。

（5）黑芝麻。黑芝麻性平味甘，有补肝肾、润五脏的作用，对因肝肾精血不足引起的眩晕、白发、脱发、腰膝酸软、肠燥便秘等有较好的食疗保健作用。它富含对人体有益的不饱和脂肪酸，其维生素E的含量为植物食品之冠，可清除体内自由基，抗氧化效果显著，对延缓衰老、治疗消化不良和白发有一定的作用。

此外，李子、乌鸡、乌梅、紫菜、板栗、海参、香菇、海带、葡萄等，都是营养十分丰富的食物。肾不好的中老年人群，可以每周吃一次葱烧海参，将黑木耳和香菇配在一起炒，或炖肉时放点板栗，都是补肾的好方法。

五味之中，咸味入肾。咸为五味之冠，百吃不厌。咸有调节人体细胞和血液渗透、保持正常代谢的功效。呕吐、腹泻、大汗之后宜喝适量淡盐水。咸类食物是走骨的，走骨就是走肾。如果中老年人病在骨上，就要少吃咸，这样才能把骨养好，把肾养好。

» 肾精亏少，人更容易白发早衰

在古代，形容女子的美貌时，人们常写道："眉弯新月，鬓挽乌云。""鬓若堆鸦，眉横丹凤"。那时女子的德容离不开两鬓乌黑的头发，那是当时健康美貌的标配。如今的年轻人常把头发染成红色、黄色、棕色，这是现代美的观念。但无论是古代还是现代，谁有了白发，都会带有一丝忧伤。

中医里有"肾其华在发""发为血之余"的说法，认为头发需要肾精和血液的滋养。中医理论中又有"精血互生"的说法。因此可以说，头发的好坏取决于肾精的充足与否。对于头发应该何时变白，在《黄帝内经·素问》中有详细记载："女子，六七三阳脉衰于上，面皆焦，发始白。男子，六八阳气衰竭于上，面焦，发鬓斑白。"也就是说，女子42岁和男子48岁的时候，随着肾气的衰竭，头发也由两鬓乌黑变为花白。

头发变白有很多原因，如果人的先天禀赋不足，肾精亏少必然会使人提前衰老，早早生出白发，也就是我们所说的"少白头"。另外，头发早白与情志的突变也有一定关系。如果情志抑郁或者忧思过度，都会导致肝郁气滞，使气血运行失和。《黄帝内经》认为"发为血之余"，肾主藏精，精生于血，其华在发，因此又称"肝肾同源"。也就是说，肝血不足会导致肾精不足，肾精不足也会使肝血不足等。所以，在正常的情况下，人在青壮年时期，精气充盈，气血旺盛，头发荣茂有光泽。随着年老肾气虚衰，精血不足，头发才会变得花白易脱落。

» 常吃植物种子，补肾壮阳效果好

中国人在结婚时，常喜欢往婚床上扔一些栗子、花生、红枣等，期望新婚夫妇能够早生贵子。古人将同声的东西视为同一性质，比如种子和孩子。《庄子·渔夫》就说："同类相从，固天之理也。"中医脱胎于哲学，因此种子也常被视为一种能补肾助阳的食物。

有位中医对治肾气不足特别有一手，其实并非医术高明，是因为他有一个绝招，就是经常推荐肾气不足的人服"五子衍宗丸"。该方由枸杞子、菟丝子、五味子、覆盆子、车前子五种植物的种子组成，最早用于治疗男性肾虚精少、阳痿早泄、遗精、精冷，后来扩展到治尿频、遗尿、夜尿多、流口水，乃至妇女白带多，并且对于某些因肾虚引起的不孕不育也非常有效，究其治病原理，其实就是补充肾气。

为什么植物的种子具有壮阳补肾的功效？据有关专家分析，对于植物来说，种子是为下一个即将萌发的生命贮备能量，是植物中能量最集中的部分，所以吃种子具有增加能量、补肾助阳的作用。

植物种子能够补肾，这一理念的确立，对于现代人健康长寿具有重大意义，尤其是一些素食主义者，就可以通过多吃种子类的各种干果，比如花生、榛子、核桃，来补充自己的肾气，激发生命的活力。

除此之外，植物种子对脑力工作者也具有重要意义。大脑工作时消耗的能量非常大，直接消耗肾里的元气，从而极易引起肾气不足。这时候，如果每天在早餐中加点坚果，或者每天吃一两个核桃、六七个杏仁，就可以收到极佳的补肾效果，进而改善脑功能，乃至延缓衰老。

» 桑葚——补益肝肾，最适合老年人食用

桑葚在两千多年前是中国皇帝御用的补品，无论是传统医学还是现代医学都视桑葚为防病保健之佳品。因桑树特殊的生长环境，使桑葚具有天然生长、无任何污染等特点，所以桑葚历来被称为"民间圣果"。其营养价值是苹果的5~6倍，是葡萄的4倍，因具有多种功效，被现代医学界誉为"21世纪的最佳保健果品"。

中医认为，桑葚性寒，味甘，有补肝、益肾、滋阴的作用。《滇南本草》云："桑葚益肾脏而固精，久服黑发明目。"清朝王孟英还说："桑葚滋肝肾，充血液，健步履。"

人常说"岁月不饶人"，当人到了一定年龄，肾气就不像年轻时那么充足了，这时候可能会出现须发早白、失眠多忘、耳鸣目暗等病。桑葚因为能够补益肝肾，很适合作为中老年人的日常保健食品。

在民间，桑葚有很多种不同的吃法。清代名医兼食疗专家王孟英在他的专著中曾经写到，桑葚可以生吃，最好是加进去一点调味品，还可以吸取桑葚的汁液，煮成膏。遇到欠收的年景，还可以代替粮食来充饥。他还提出，采摘于小满前后的桑葚味道最为纯正，压榨其中的汁液，然后用瓷器熬成膏状，每天用白酒调服一小匙，老年人吃了可以助长精气神儿，并且能够起到去火的作用。长时间服用，还能够减少白发。用桑葚煮粥服用则有明目养肾的作用，这种粥属于补益粥，可以放心食用。煮桑葚粥的时候一定要用砂锅，若没有也可以用搪瓷锅代替，万万不可以用铁锅熬煮。

《随息居饮食谱》记载，桑葚有"滋肝肾、充血液、止消渴、利关节、解酒毒、去风湿、聪耳明目、安魂镇魄"的功能，用桑葚制成的桑葚蜜，对神经衰弱、用脑过度有特殊的功效。用桑葚鲜果熬膏，称为桑葚膏，可治久咳及瘰疬。少年白发或脱发，也可常服桑葚膏，或取桑葚，配以何首乌、旱莲草煎服，效果显著。此外，桑葚还可以酿酒。用它酿出来的酒，色泽鲜艳，香醇味甜，既是颇受群众欢迎的饮料，又是良药，曾有"四月宜饮桑葚酒，能理百种风热"之说，桑葚酒治水肿腹满更具奇效，取其宁心利水之功。

需要注意的是，桑葚虽好，但不宜过量食用，因为桑葚中含有溶血性过敏物质及透明质酸，过量食用后容易发生溶血性肠炎。此外，桑葚性寒，脾胃虚寒、便溏、腹泻者忌食；桑葚含糖量高，糖尿病患者应忌食；未成熟的桑葚含有的氢氰酸有剧毒，不可食用。

» 延年益寿"却老子"：枸杞子

枸杞子可谓是百姓的良药了，在中国无论老人还是年轻人都知道枸杞子具有补肾作用。透明的茶杯里泡着红色的枸杞，高高的泡酒桶里也浸泡着枸杞，美味佳肴里也有枸杞的身影。俗话说，"金杯银杯，不如百姓的口碑"，枸杞就是具有良好口碑的补肾良药。

唐朝著名诗人刘禹锡曾赞誉枸杞"枝繁本是仙人杖，根老新成瑞犬形。上品功能甘露味，还知一勺可延龄"。齐、梁时期的陶弘景常饮枸杞茶，终年近90岁，一生精力充沛，并因著有《本草经集注》而闻名。因枸杞有抗衰延龄作用，被称为"却老子"，人们一直将其作为滋补益寿的良药。

《保寿堂方》记载："此药性平，常服能除邪热，明目轻身。春采枸杞叶，名天精草；夏采花，名长生草；秋采子，名枸杞子；冬采根，名地骨皮。"枸杞子具有补肾生精、益血明目、乌发悦颜之功，为滋补肝肾之佳品。对于肝肾阴虚所致腰膝酸软、头晕目眩、视力减退、须发早白有较好疗效。《神农本草经》记载："久服坚筋骨，轻身不老，耐寒暑。"枸杞子鲜果颜色鲜红，甘甜可口。服用也比较方便，可入药、嚼服、浸酒、酿造各种枸杞饮料，营养丰富。在此我们介绍两种益肾的枸杞子药膳的做法，以供参考：

枸杞酒

【材料】干枸杞子200克，白酒300毫升。

【制法】将枸杞子洗净，沥去水分，剪碎后放入细口瓶内，加入白酒，密封瓶口。每日振摇1次，浸泡7天以上。在饮完后可加酒再浸泡1次，最后可将酒泡过的枸杞子直接食用。每日10~20枚，晚餐或睡前饮用。

【功效】滋养肝肾，适用于肝肾阴虚所致的目暗、目涩、视弱、迎风流泪等。

枸杞鸡蛋汤

【材料】枸杞子30克，鸡蛋2个，食盐、味精各适量。

【制法】将枸杞子洗净，放入锅内，加清水适量，煎煮20分钟后打入鸡蛋（不要搅拌），再煮15分钟，加入适量精盐、味精，调匀。饮汤食蛋，每日1剂，连服5天。

【功效】滋养肝肾，补益精血。适用于肝肾阴虚所致的腰膝酸软、头晕目眩、视物模糊、健忘失眠、胁肋隐痛等。

服用枸杞子其实有个特别简单的方式，那就是"嚼"。咀嚼的过程中嘴里会产生唾液，中医认为，唾液是津液所化，津液如果到了肾，具有生精的作用。当我们咀嚼枸杞的时候，除了枸杞本身的功用之外，唾液还能将枸杞的精华引到肾里面，这样就能更好地补肾生精了。嚼食枸杞的时候，一般每天2~3次，每次10克枸杞即可。

枸杞不仅在药店可以购买，部分菜市场都有卖，它是当之无愧的百姓良药。枸杞的品种繁多，在选购时我们要知道，枸杞分西枸杞和血枸杞两种。西枸杞也就是宁夏、甘肃等地所产，粒大、糖质足，紫红或红色，肉比较厚。而血枸杞为河北、山西等地的产品，颗粒较均匀，皮薄，粒多，糖质较少，色泽鲜红。

特别应注意的是，发霉、有虫蛀的枸杞不能再食用。

» 踮脚百步走：补肾气，治腰痛

人们都说"树老根先竭，人老脚先衰"，足部分布有很多肾经穴位，肾虚的时候也常常累积下肢而出现脚部的水肿或疼痛。从西医角度来看，人的腿部肌肉发达，肌肉中又有大量血管，当肌肉放松时，来自心脏的动脉血液会增加向肌肉的灌注量；当肌肉收紧时，会挤压血管加快静脉血液回流心脏，从而促进血液循环。依据这样的理论基础，我们可以选择能够促进下肢肌肉收缩、舒张的方法来改善下肢血液循环，我们也可以通过这样的运动刺激肾经的气血运行。

踮脚百步走是各类小绝招中最有效的方法之一，在八段锦中，就有背后七颠百病消的踮脚运动。当我们踮起脚尖走路的时候，是前脚掌用力，更确切地讲，是前脚掌内侧、足大拇趾起着支撑作用。而足内侧有三条经络经过，它们分别是足少阴肾经、足厥阴肝经和足太阴脾经。因此，踮脚走路可以按摩足三阴，驭气上行，通过足少阴肾经温补肾阳，起到改善肾功能的作用。现代医学解释为，踮脚走路能够使双侧小腿后部肌肉每次收缩时挤压出的血液量，大致相当于心脏脉搏排血量，从而能够改善下肢的血液循环。

踮脚百步走不受场地、时间和器械限制，能有效地减轻疲劳，预防一些职业病的发生，也是中老年人保健的一个简便有效的锻炼方法。因此，当您久坐或久站时，可以有意识地做做踮脚运动，对健康大有裨益。当然，踮起脚尖走路有一定难度，很多人在刚开始练习时都会感到非常累，全身也很紧张，只要掌握技巧并坚持上一段时间，就会习惯了。

那具体怎么做呢？每天踮起脚走上半小时，中间可以走走停停、停停走走，累了就休息。总之，能达到刺激穴位的目的就可以了。提醒大家的是，踮脚百步走要走平地，避免湿滑地面；穿软底运动鞋、平底鞋或防滑鞋；保持背部挺直、前胸展开的姿势；尽量提臀，微微踮起脚尖，脚后跟先离地，将身体重心转移到脚底外侧，随之再转移到脚掌下面接近脚趾根的部分；使身体处于放松状态，呼吸要有节奏；长期坚持，每次不可过量；患有重度骨质疏松、高血压的老人，不建议踮脚走路。

» 推荐给老年肾虚者的"抖肾法"

如果我们已经70多岁了还能红光满面，身体健康，被人误认为50多岁，心里该多高兴？其实生活中的确存在这样的老人，这与他们平时注意养生保健有很大的关系。

人要活得长久，就要多运动。其实很多小运动，如果能坚持下去，都能达到养肾护肾的目的。这里推荐给大家一种不受空间限制的养身运动——抖肾法。

抖肾法的具体做法是：双手握拳，拳心虚空，贴在肾俞位置，利用膝关节的上下抖动进行反复摩擦，双拳不动，双脚随着身体抖动轻微起踮。在抖肾的过程中，膝关节抖动时带动了全身的抖动，全身的关节都得到了活动，特别是脊椎部位，直到感觉到腰部轻微发热为止。这种运动还被誉为中医运动疗法里的"金匮肾气丸"，有温补肾阳的功效，是最有效的补肾方法。但有膝关节损伤的老年人，进行抖肾运动时要慎重。

这个方法最大的功效在于鼓动肾气，可在短时间内使人体阳气生发起来。中老年人每天坚持锻炼3～5分钟，就能很好地补充肾气，久而久之，腰背也不弯了，人自然精神抖擞，红光满面，延年益寿。

第五章

中老年人经络养生：

百病渐消，福寿自来

第一节　经络越畅通，人就越长寿

» 我们身体里的经络地图

经络由经和络组成，经就是干线，络就是旁支。人体有12条主干线，也叫作"十二正经"，还有无数条络脉。经和络纵横交错，在人体里构成了一张大网。

这张网就是人体的活地图，它内连脏腑，外接四肢百骸，可以说身体的各个部位，脏腑器官、骨骼肌肉、皮肤毛发，无不包括在这张大网之中。下面就带大家认识一下我们身上的这张"网"。

1. 经脉——谨防身体旱涝灾害

经脉是经络的主体，分为正经和奇经两类。正经有十二条，奇经有八条，如果说十二正经是奔流不息的江河，那么奇经八脉就像个蓄水池。平时十二正经的气血奔流不息时，奇经八脉也会很平静地正常运行；一旦十二正经气血不足流动无力时，奇经八脉这个蓄水池中的水就会补充到江河中；如果十二正经气血过多，过于汹涌，水池也会增大储备，使气血流动和缓，只有这样，人体正常的功能才会平衡。

（1）十二经脉。正经有十二条，即手足三阴经和手足三阳经，合称"十二经脉"，是经络系统的主体。它们分别隶属于十二脏腑，各经用其所属脏腑的名称，结合循行于手足、内外、前中后的不同部位，并依据阴阳学说，被给予不同的名称。十二经脉的名称为：手太阴肺经、手厥阴心包经、手少阴心经、手阳明大肠经、手少阳三焦经、手太阳小肠经、足太阴脾经、足厥阴肝经、足少阴肾经、足阳明胃经、足少阳胆经、足太阳膀胱经。

十二经脉是气血运行的主要通道，通过手足阴阳表里的连接而逐经相传，构成了一个周而复始、如环无端的传注系统。就像奔流不息的河流，气血通过经脉可内至脏腑，外达肌表，营运全身。

（2）奇经八脉。奇经八脉是任脉、督脉、冲脉、带脉、阴跷脉、阳跷脉、阴维脉、阳维脉的总称。它们与十二正经不同，既不直属脏腑，又无表里配合关系，其循行别道奇行，故称奇经。其功能是沟通十二经脉之间的联系，对十二经气血有蓄积渗灌等调节作用。

（3）十二经别。十二经别，是从十二经脉别出的经脉，主要是加强十二经脉中互为表里的两经之间的联系。由于它通达于某些正经未循行到的器官与形体部位，因而能补正经之不足。

2.络脉——警惕气血交通堵塞

络脉是经脉的分支，有别络、孙络和浮络之分，起着人体气血输布的作用。

（1）十五络脉。十二经脉和任督二脉各自别出一络，加上脾之大络，共计十五条，称为十五络脉，分别以十五络所发出的腧穴命名。具有沟通表里经脉之间的联系，统率浮络、孙络，灌渗气血以濡养全身的作用。

（2）孙络。从别络分出的最细小的分支称为"孙络"，它的作用同浮络一样输布气血，濡养全身。

（3）浮络。在全身络脉中，浮行于浅表部位的称为"浮络"，它分布在皮肤表面，主要作用是输布气血以濡养全身。

» 经络是人体疾病报警器

我们可以通过经络感能现象获得疾病信息。如果身体上的哪个部位出现问题，相对应的经络也会出现问题。也就是说，当脏腑功能失调，经络就会出现堵塞，不通则痛，身体会产生压痛点。

经络感能现象把内脏的病症通过与之相通的经络沿线反映出来，具体是出现酸、麻、胀、痛或热、冷感，或者是出现红线、白线、痘疹带、汗带或其他感觉异常现象，如过敏线、湿疹、痣等。

经络感能还存在着这样的现象，即兴奋性疾病如高血压、甲亢、过敏性疾病及躁狂症会增强敏感性，反之，抑制性疾病就会降低敏感度，如低血压、甲状腺功能减退症、肾功能减退症、抑郁症等，可见经络感能现象的个体差异很大。

另外，清晨刚睡醒状态下经络感能的敏感度会加强，如果清晨发现上述经络感能信息，就应去医院进行检查。

通过脸色看一个人的身体状况，也是经络预测疾病的最好证明。因为心主血脉，其华在面，面部血脉丰盛，人身"十二经脉，三百六十五络，其血气皆上于面而走空窍"。也就是说，面部的色泽是血气通过经络上注于面而表现出来的，气血的盛衰及运行情况，必定会从面色上反应出来。

健康人的面色通常是微黄，红润而有光泽；如果红润而无光泽，说明身体血足，但缺乏运动；脸上有光泽但没有血色，说明身体气足，但睡眠不足；脸色苍白是贫血、慢性肾炎、甲状腺功能减退等疾病的征兆；脸色发黄是脾虚的表现，如果突然出现脸色变黄，则很可能是肝胆"罢工"的迹象，急性黄疸型肝炎、胆结石、急性胆囊炎、肝硬化、肝癌等患者常会发出上述"黄色警报"；脸色发黑是肾虚的表现，应适当多吃一些补肾的食物，如核桃、黑芝麻、枸杞等。

人体的各个器官，每时每刻都在运行变化着，一旦发生疾病就会通过种种症状，在经络的行走路线上向我们发出报警信号。如果我们能够关注经络，重视这些信号，就能够及早预防和治疗疾病，从而减少疾病对我们生命的威胁，保证我们身体健康和正常生活。

» 经络养生的常用疗法

利用经络养生的方法有多种，一般人可根据自身病症的需要进行选择。下面就向大家简单介绍一下经络养生常用的几种方法，以供参考。

（1）针灸疗法。这是利用经络治病最直接的办法，通过刺激体表穴位，疏通经气，调节人体脏腑的气血功能。针灸比较专业，普通人做不了，需要专业人士才能施行。

（2）按摩法。利用一些简单易操作的按摩手法来保健养生和治疗常见病。按摩手法主要有3种：点揉穴位、推挤经络、敲揉经络。按摩法普通人都能做，而且效果非常好。

（3）灸法。利用艾草给皮肤热刺激的一种经络刺激法。此法是一种补法，主要应用于慢性病的治疗上。在实施灸法的时候，先用一点水把皮肤弄湿，如此艾草才容易立起来。然后，点燃线香，引燃艾草，在感到热时更换新的艾草。若没有特殊状况，一个穴位灸三壮到五壮（烧完一次艾草，称一"壮"）即可。

» 中老年人经穴疗法注意事项

穴位按摩早已融入人们的生活。但经络穴位疗法是项技术活，也可以说是把双刃剑，找对了地方，手法适当，可以益寿延年；如果一窍不通或者一知半解胡乱上手，往往会弄巧成拙。以下几点需要特别注意：

1. 如何找准穴位

找穴位最重要的就是找对地方。在这里，我们介绍一些大家都能够使用的最简单的找穴位的诀窍。

（1）找反应。身体有异常，穴位上便会出现各种反应。这些反应包括：压痛，用手一压，会有痛感；硬结，用手指触摸，有硬结；感觉敏感，稍微一刺激，皮肤便会很痒；色素沉淀，出现黑痣、斑点；温度变化，和周围皮肤有温度差，比如发凉或者发烫；在找穴位之前，先压压、捏捏皮肤看看，如果有以上反应，那就说明找对地方了。

（2）记分寸。大拇指的指节宽度是1寸，4指并拢的宽度是3寸。比如，足三里这个穴位，找的时候只要从外膝眼处往下横4指，然后再往外一横拇指就找到了。

2. 学会利用身边的器物

把五六支牙签用橡皮条绑好，以尖端部分连续扎刺等方式刺激穴位；刺激过强时，则用圆头部分。此法可产生和针灸疗法相同的效果。

不喜欢针灸的朋友，可以用吹风机的暖风对准穴位吹，借以刺激穴位，这算是温灸的一种。

以手指做按压的时候，想省劲一些的话，可以用圆珠笔代替。方法是用圆珠笔笔头压住穴位，此法压住穴位部分的面积广，刺激较缓和。

脊椎骨的两侧有许多重要的穴位，个人无法刺激它们。如果有软式棒球，即可轻易地达到目的。具体做法是，身体仰卧，将球放在背部穴位的位置，借助身体的重量和软式棒球适度的弹性，使穴位获得充分的刺激。

3.使用穴位疗法时要注意

（1）刺激穴位要在呼气时。这是因为呼气时刺激经络和穴位，传导效果更快、更佳。

（2）最好不要吸烟。香烟中所含的致癌物质很多，如果在穴位治疗前抽烟，尼古丁一旦进入体内，就会造成交感神经紧张，血管收缩，血液循环不畅通，从而影响疗效。

第二节　人体的长寿大穴

» 涌泉穴——生命的泉眼，养生抗衰老

每个人都有多个"长寿穴"，涌泉穴就是其中之一，常"侍候"这个穴位，可以身体健康，延年益寿。

涌泉穴位于足底，在足掌的前1/3处，屈趾时凹陷处便是，为全身腧穴的最下部，乃是肾经的首穴。

中医认为，肾是主管生长发育和生殖的重要脏器，肾精充足就能发育正常，耳聪目明，头脑清醒，思维敏捷，头发乌亮，性功能强盛。若肾虚精少，则记忆减退，腰膝酸软，行走艰难，性能力低下，未老先衰。因此，经常按摩此穴，有增精益髓、补肾壮阳、强筋壮骨之功，并能治疗多种疾病，如昏厥、头痛、休克、中暑、偏瘫、耳鸣、肾炎、阳痿、遗精等。

涌泉穴与人体生命息息相关。涌泉，顾名思义就是水如泉涌。水是生物体进行生命活动的重要物质，水有浇灌、滋润之能。现代人体科学研究表明，人体穴位的分布结构独特，功用玄妙。如人体肩上有一肩井穴，与足底涌泉穴形成了一条直线，二穴是"井"有"水"，上下呼应，从"井"上可俯视到"泉水"。有水则能生气，涌泉如山环水抱中的水抱之源，形成了一

个强大的气场，维护着人体的生命活动。

涌泉穴的保健手法主要是搓摩。睡前端坐，用手掌来回搓摩涌泉及足底部108次，要全面搓，以感觉发烫发热为度，搓毕，再用大拇指指腹点按涌泉49次，以感觉酸痛为度，两脚互换。

» 足三里穴——人体保健第一大穴

足三里穴是胃经的要穴。我们知道，胃是人体的一个给养仓库，胃部的食物只有被及时地消化、分解、吸收，人体的其他脏器才能得到充足的养分，人才能身体健康，精力充沛。所以，胃部消化情况的好坏，对我们来说极为重要。按摩足三里穴，能补脾健胃，促使饮食尽快消化吸收，增强人体免疫功能，还能消除疲劳，恢复体力，使人精神焕发，因此足三里穴也是延年益寿的重要穴位。

此外，足三里穴对于治疗胃病、腰痛、腹泻、痢疾、便秘、头痛眩晕、下肢瘫痪、半身不遂、膝胫酸痛、消化系统疾病都有很好的效果。

足三里穴常用的保健手法有两种。

1. 点穴法：可用双手大拇指指腹点按足三里，每次108次，以感觉酸痛为度。

2. 艾灸法：取中草药艾为燃料，将艾绒点燃，直接或间接温热感会穿透肌肤入穴。此法有时出现烫伤甚至化脓不干，难以结痂。中医讲，"要想身体安，三里常不干"，即指此而言。此法虽然"自讨苦吃"，但疗效远远优于点穴法。

» 神阙穴——可"返老还童"的长寿大穴

神阙穴，即肚脐，又名脐中。所谓"神"，是指神气、元神、生命力。"阙"指门楼、牌楼、宫门等。对神阙穴名称的解释，主要有两种：一种是指神之所舍其中，即生命力所在处；另一种是指神气通行出入的门户，是胎儿从母体获取营养的通道，并维持胎儿的生命活动。

神阙穴位于与命门穴平行对应的肚脐中。神阙为任脉上的阳穴，命门为督脉上的阳穴，二穴前后相连，阴阳和合，是人体生命能源的所在地，古代修炼者把此二穴称为水火之官。中医认为，任脉属阴脉之海，与督脉相表里，共同司管人体诸经之百脉，所以脐和诸经百脉相通，为十二经之发源地，通过任、督、冲、带四脉而统属全身经络，内连五脏六腑、脑及胞宫。因此，神阙穴是人体生命最隐秘、最关键的要害穴。

神阙穴也是人体的长寿大穴。人体科学研究表明，神阙穴是先天真息的唯一潜藏部位，它与人体生命活动密切相关。我们知道，母体中的胎儿是靠胎盘来呼吸的，属先天真息状态。婴儿脱体后，脐带即被切断，先天呼吸中止，后天肺呼吸开始。而脐带、胎盘则紧连在脐中，没有神阙，生命将不复存在。人体一旦启动胎息功能，就犹如给人体建立了一座保健站和能源供应站，人体的百脉气血就随时得以自动调节，人体也就健康无病。经常对神阙穴进行锻炼，可启动人体胎息，恢复先天真息的功能，使人体真气充盈、精神饱满、体力充沛、腰肌强壮、面色红润、耳聪目明、轻身延年，并对腹痛肠鸣、水肿膨胀、泻痢脱肛、中风脱症等有独特的疗效。

神阙穴的保健方法主要有3种。

（1）揉中法：每晚睡前空腹，将双手搓热，双手左下右上叠放于肚脐，顺时针揉转（女性相反），每次360圈。

（2）聚气法：端坐，放松，微闭眼，用右手对着神阙空转，意念将宇宙中的真气能量向脐中聚集，以感觉温热为度。

（3）意守法：放松，盘坐，闭目，去除杂念，意念注于神阙，每次半小时以上，久之则凝神入气穴，穴中真气发生，胎息则慢慢启动。

》 气海穴——人体性命之祖

喜欢读武侠小说、看武侠剧的朋友们对"丹田"这个词肯定不会陌生，丹田的概念原是道教内丹派修炼精气神的术语，现在已被各派气功广为引用。人身虽有三丹田、五丹田之说，但实际练功时，除特殊情况之外，一般所说意守丹田，都是指意守下丹田。

下丹田位于身体前正中线上，肚脐正中下3寸。古人认为下丹田和人体生命活动的关系最为密切。它位于人体中心，是任脉、督脉、冲脉三脉经气运行的起点，十二经脉也直接或间接通过丹田而输入本经，再转入本脏。下丹田是真气升降、开合的基地，也是男性藏精、女性养胎的地方。《难经》认为，下丹田是"性命之祖，生气之源，五脏六腑之本，十二经脉之根，阴阳之会，呼吸之门，水火交会之乡"。气功家多以下丹田为锻炼、汇聚、储存真气的主要部位，因此下丹田也被称为"气海"。

人的元气发源于肾，藏于丹田，借三焦之道，周流全身，以推动五脏六腑的功能活动。人体的强弱，人的生死存亡，全赖丹田元气之盛衰，养生家都非常重视保养丹田元气。丹田元气充实旺盛，就可以调动人体潜力，使真气能在全身循环运行。意守丹田，就可以调节阴阳，沟通心肾，使真气充实，八脉畅通，促进身体的健康长寿。

刺激丹田穴可用按揉或艾灸，还可以通过腹式呼吸的方法达到保健功效。腹式呼吸是加大腹肌的运动，常有意识地使小腹隆起或收缩，从而增加呼吸的深度，最大限度地增加氧气的供应，就可以加快新陈代谢，减少疾病的发生。

» 命门穴——强肾固本，延缓人体衰老

命门穴是人体督脉上的要穴，位于后背两肾之间，第二腰椎棘突下凹陷处，与肚脐相平对的区域，指压时，有强烈的压痛感。

所谓"命门"，即人体生命之门的意思，是先天之气蕴藏之所在，是人体生化的来源，是生命的根本。对男性所藏生殖之精和女性胞宫的生殖功能有重要影响，对各脏腑的生理活动起着温煦、激发和推动作用，对食物的消化、吸收与运输，以及水液代谢等都具有促进作用。近代中医多认为命门藏真火，而称之为命门火。

命门穴，同样是人体的长寿大穴。命门的功能包括肾阴和肾阳两个方面的作用。现代医学研究表明，命门之火就是人体阳气，从临床看，命门火衰的病与肾阳不足多属一致，补命门火的药物又多具有补肾阳的作用。

掌擦命门穴可强肾固本，温肾壮阳，强腰膝，固肾气，延缓人体衰老。疏通督脉上的气滞点，加强与任脉的联系，可以

促进真气在任督二脉上运行，并能治疗阳痿、遗精、腰痛、肾寒阳衰、行走无力、四肢困乏、腿部浮肿等症。

命门穴的锻炼方法主要有两种。

（1）意守法：用掌擦命门穴及两肾，以感觉发热发烫为度，然后将两掌搓热捂住两肾，意念守住命门穴约10分钟即可。

（2）采阳消阴法：方法是背部对着太阳，意念太阳的光、能、热，使其源源不断地进入命门穴，心念必须内注命门，时间约15分钟。

» 百会穴——既治百病，又可提神

百会穴位于头部，在两耳郭尖端连线与头部前后正中线的交叉点上。它与脑联系密切，是调节大脑功能的要穴。百脉之会，贯达全身。头为诸阳之会、百脉之宗，而百会穴则为各经脉气会聚之处。穴性属阳，又于阳中寓阴，故能通达阴阳脉络，连贯周身经穴，对于调节机体的阴阳平衡起着重要的作用。

百会穴既是长寿穴，又是保健穴，此穴经过锻炼，可开发人的潜能，增加体内的真气，调节心、脑血管系统功能，益智开慧，澄心明性，轻身延年，是治疗多种疾病的首选穴，医学研究价值很高。

百会穴的保健方法有3种。

（1）按摩法：睡前端坐，用掌指来回摩擦百会至发热为度，每次108次。

（2）叩击法：用右空心掌轻轻叩击百会穴，每次108下。

（3）意守法：两眼微闭，全身放松，心意注于百会穴并守住，意守时以此穴出现跳动和温热感为有效，时间约10分钟。

» 会阴穴——人体长寿要穴

会阴穴是人体任脉上的要穴，它位于人体肛门和生殖器的中间凹陷处。

会阴，顾名思义就是阴经脉气交会之所，此穴与人体头顶的百会穴为一直线，是人体精气神的通道。百会为阳接天气，会阴为阴收地气，二者互相依存，相对相应，统摄着真气在任督二脉上的正常运行，维持体内阴阳气血的平衡。它是人体生命活动的要害部位，也是人体长寿的要穴。

经常按摩会阴穴，能疏通体内脉结，促进阴阳气的交接与循环，可治疗痔疮、便血、便秘、妇科病、尿频等症。

会阴穴的保健方法主要有3种。

（1）点穴法：睡前半卧半坐，食指搭于中指背上，用中指指端点按会阴108次，以感觉酸痛为度。

（2）意守法：姿势不限，全身放松，将意念集中于会阴穴，守住会阴约15分钟，久之，会阴处即有真气冲动之感，并感觉身体轻飘飘的，舒适无比。

（3）提肾缩穴法：取站式，全身放松，吸气时小腹内收，肛门上提（如忍大便状），会阴随之上提内吸，呼气时腹部隆起，将会阴与肛门放松，一呼一吸共做36次。

第三节 中老年人不生病的智慧

» 助养天年的"三一二"经络保健锻炼法

对于想要长寿保健的老年人来说，"三一二"经络保健锻炼法无疑是一剂灵丹妙药。具体操作方法如下：

第一步，每天按摩"三"个穴位。这三个穴位即合谷穴、内关穴、足三里穴。合谷是大肠经上的原穴，内关穴是心包经上的络穴，而足三里穴是胃经的要穴，也是人体重要的保健大穴，经常按摩这三个要穴，可激发相关经络，促进五脏六腑健康运转，有病治病，无病防病。

第二步，每天进行"一"次腹式呼吸，即意守丹田的腹式呼吸锻炼法。腹式呼吸除能活跃小腹部的九条经络，充实先天后天之气外，还能增加肺泡通气量，直接对腹腔产生按摩作用，进而促进这些脏器的经络气血的活动，增强这些脏器的功能。进行腹式呼吸锻炼时宜取坐位，全身放松，舌舔上颚，双目微闭，鼻吸口呼，排除杂念。每分钟呼吸5次左右，坚持5~10分钟，然后缓缓睁开双目，双手搓面数十次。长期坚持，定会觉得浑身轻松舒畅。

第三步，多参加以"二"条腿为主的体育锻炼。步入中老年后，最好采取一种以两条腿为主的适合于个人的体育活动，使人体维持健康水平。因为人的两腿各有足三阴、三阳六条正经运行，再加上奇经八脉，两条腿的活动，能自然地激发这十几条经脉的经气。另外，腿部的肌肉运动也必然通过神经的反射作用引起上肢、躯干和全身运动，并刺激心血管呼吸中枢，增加心脏的输出量和肺的通气量，使全身气血的畅通、脏腑的功能达到一种全息的平衡。

中老年人可根据自己的体力和爱好选择太极拳、健身武术、轻微的跑步、散步以及各种室内健身运动，如中老年迪斯科、保健操等，这些运动都可以达到强身健体的目的。

» 金鸡独立健身法，对付老年疾病立竿见影

衰老是不可抗拒的规律，生命体的生长、发育、衰老、患病、死亡与脏腑功能的强弱密切相关。中老年人随着年龄的增长，必然会出现脏腑功能衰退，气血阴阳失调，发生全身性、多系统、渐进式的功能衰退。这时候疾病也就乘虚而入了。

中医认为，中老年人的疾病主要是因为阴阳失衡造成的，确切地说是五脏六腑之间的合作关系和协调性出了问题。所以，只要让五脏六腑都正常工作，疾病也就可以不药而愈了。

下面介绍一种简单易行的好办法，就是金鸡独立健身法。

操作方法：两眼微闭，两手自然放在身体两侧，任意抬起一只脚，试试能站立几分钟，注意关键是不能将眼睛睁开。

操作原理：人闭上眼睛就不再是靠双眼和参照物之间的协调来调节自己的平衡，而是调动了大脑神经来对身体的各个器官的平衡进行调节。人的脚上有6条重要的经络通过，通过脚的调节，虚弱的经络就会感到酸痛，同时得到了锻炼，这条经

络对应的脏腑和它循行的部位也就相应得到了调节。

操作效果：这种方法可以使意念集中，将人体的气血引向足底，对于高血压、糖尿病、颈椎病、腰椎病都有立竿见影的疗效。还可以治疗小脑萎缩，并可预防美尼尔氏综合征、痛风等许多病症，对于足寒症更是效果奇特。因为是治本的方法，所以可以迅速增强人体免疫力。

要想金鸡独立能够持续几分钟，必须做到的是内心的安静和身体各器官的逐渐平衡，而身心的平衡是解决一切问题的根本，所以，一起来试试吧！

»"鸣天鼓"治疗老年性耳鸣有奇效

中医认为，老年人耳鸣、听力下降主要是由于老年人肝肾亏虚造成的。肾为人体的先天之本，肾阴、肾阳是全身各个器官的阴阳之本，肾若亏虚了，全身器官的能源供应就跟不上了，器官的功能自然就下降了。补肾就是增加全身器官的"能源"，肾气充足了，力量强大了，耳朵就能多获得一些气血，以维护其功能。

在中医学中，我们身体上的五官九窍都和不同的脏腑有着密切的联系，耳朵和肾的形状十分相似，因此，"肾主耳"，耳为肾之外窍。老年人的肾中的精气随着年龄的增长会逐渐衰弱，耳朵得不到足够的精气来濡养，自然会出现耳鸣、听力下降等症状。

治疗老年人耳鸣、听力下降，根本就在于补肾。涌泉穴、太溪穴都是补肾的要穴，只要每天在家里按揉这两个穴位，每穴每侧各3～5分钟，1周之后，耳鸣就能有效减轻。

另外，我们也可尝试一下中医传统的自我按摩方法——鸣天鼓。此法简单易学，是一种以手叩击风池穴的方法，对年老肾亏引起的耳聋、耳鸣、健忘、头晕、思维能力下降等有一定的疗效。

唐代"药王"孙思邈曾明确提出要"亥寝鸣天鼓，寅兴嗽玉津"。孙思邈活了100多岁，百余岁时仍视听不衰，神采甚茂，是历史上有名的长寿老人，可见其养生得法。他发明的养生十三法中有一法名叫"耳常鼓"，即双手掩耳，将耳朵反摺，双手食指按住中指，以食指用力弹后脑风池穴，咚咚有声，也就是鸣天鼓。

具体的操作方法是：双肘支在桌子上，闭目低头，用两掌心紧贴双耳，十指放于后脑，食指抬起，搭放于中指之上，两食指同时用力，从中指上滑下弹击脑后枕骨的凹陷处（风池穴），此时会发出"咚、咚"的声音，犹如鸣鼓一样。

鸣天鼓每天可做3次，每次可做60下左右，动作的轻重程度视耳鸣、耳聋的情况而定，如听力较差，动作可适当重一点，反之则轻些。此法动作简单，易学易行，可作为老年人日常护耳的保健方法。

» 按压内关穴就可以治疗冠心病

冠心病是中老年人的常见病，按摩内关穴对其症状的缓解和消除有一定的作用。

具体操作方法：以一手拇指指腹紧按另一前臂内侧的内关穴位（手腕横纹上3指处，两筋间），先向下按，再做按揉，两手交替进行。对心动过速者，手法要由轻渐重，同时可配合震颤及轻揉；对心动过缓者，用强刺激手法。平时则可按住穴位，左右旋转各10次，然后紧压1分钟。按压内关对减轻胸闷、心前区不适和调整心律有帮助，摸胸和拍心对于消除胸闷、胸痛有一定效果。

另外，做两腿下蹲运动，每次5～10分钟，就可以调动全身经脉；增加腹式呼吸的次数，可降低交感神经兴奋性，减少收缩血管物质的产生，对改善冠状动脉的血液供应和促进侧支循环，有非常重要的作用。

当突发心律不齐时，拇指、食指同时从手掌的正、反两面按住劳宫穴（握拳屈指时无名指尖处），用力向下压，左右手交替进行，各60～80次，心律会很快恢复正常。

» 按摩心俞穴对心肌炎有很好的疗效

老年人身体虚弱、免疫功能下降，患感冒后病毒侵入心肌，会导致心肌炎，甚至出现心绞痛、心衰等致命疾病。若抢救不及时，就会危及生命。这时，只要快速按摩心俞穴，即可起到缓解病情的良好疗效。

心俞穴是膀胱经上的重要穴位，主治心肌炎、冠心病引起的心绞痛、心内膜炎、心膜积液、心包炎、胸痛等疾病。因此，患心肌炎时按摩此穴可以对症施治。

具体操作方法：患者脱掉上衣后，趴在平板床上，双下肢并拢，双上肢放入肩平横线上。术者（或家属）可利用双手大拇指直接点压该穴位，患者自觉局部有酸、麻、胀感觉时，术者开始以顺时针方向按摩，坚持每分钟按摩80次，坚持每日按摩2～3遍，一般按摩5遍左右，可起到明显疗效，再按摩2～3

天可起到治疗效果。

在治疗期间，患者应杜绝烟酒及任何辛辣刺激性食物，可以多吃些新鲜蔬菜、水果、豆制品和海产品。另外，坚持每晚用热水泡脚25分钟，可促进身体康复。

» 穴位按摩，糖尿病遇到了天敌

目前，全世界各个国家的糖尿病患病率都在明显上升。在中国，这一问题尤为严重。如何让糖尿病患者得到及时和行之有效的治疗，是人们所关注的问题，而中医按摩疗法得到了越来越多的认可和推崇。通过自我按摩，可以达到调整阴阳、调和气血、疏通经络、益肾补虚、清泄三焦燥热、滋阴健脾等功效。具体手法如下：

（1）抱腹颤动法：双手抱成球状，两个小拇指向下，两个大拇指向上，两掌根向里放在大横穴上（位于肚脐两侧一横掌处）；小拇指放在关元穴上（位于肚脐下4个手指宽处）；大拇指放在中脘穴上（位于肚脐上方一横掌处）。手掌微微往下压，然后上下快速地颤动，每分钟至少做150次。此手法应在饭后30分钟，或者睡前30分钟做，一般做3~5分钟。

（2）叩击左侧肋部法：轻轻地叩击肋骨和上腹部左侧这一部位约2分钟，右侧不做。

（3）按摩三阴交法：三阴交穴位于脚腕内踝上3寸处，用拇指按揉，左右侧分别做2~3分钟。

以上疗法每天做1~2次。只要能长期坚持，就能有效防治糖尿病。

» 敲经＋泡脚，解决骨质增生

骨质增生是中老年人的常见病和多发病，40岁以上的中老年人发病率为50%，60岁以上为100%。也就是说，每个人进入老年阶段，都将罹患此病。

骨质增生症属中医的"痹证"范畴，中医认为"肾主藏精，主骨生髓"，若肾经精气充足则身体强健，骨骼外形和内部结构正常，而且不怕累，还可防止小磕小碰的外伤。而"肝主藏血，主筋束骨利关节"，肝经气血充足则筋脉强劲有力，休息松弛时可保护所有骨骼，充实滋养骨髓；运动时可约束所有骨骼，避免关节过度活动屈伸，防止关节错位、脱位。如果肾经精气亏虚，肝经气血不足，就会导致骨髓发育不良甚至异常，更严重的会导致筋脉韧性差，肌肉不能丰满健硕。没有了营养源泉，身体既无力保护骨质、充养骨髓，又不能约束诸骨、防止脱位，久之，关节在反复活动的过程中，便会渐渐老化，并受到损害而过早、过快地出现增生病变。所以，防治骨质增生要常敲肝、肾两经。

骨质增生是肾经所主的范围，肾经的起点在足底。中医认为，热则行，冷则凝，温通经络，气血畅通，通则愈也。热水泡脚也可以产生温通经络、行气活血、祛湿散寒的功效，从而达到补虚泻实、促进阴阳平衡的作用。患有骨质增生的老年人群，不妨通过敲肾经及热水泡脚的方法来辅助治疗。

» 常揉三个穴位，缓解痛风

痛风是新陈代谢异常性的疾病，是由于血液里的尿酸过高，尿酸盐聚积而沉淀在关节、泌尿道及软组织等地方所引起肿痛的病症。一般情况下，男性发病率高于女性。此病主要侵犯男性和老年女性，多数患者有家族史，临床特征为急性或慢性痛风性关节炎，反复发作。

中医学认为，脾位于中焦，其生理功能主要是运化、统血，主肌肉和四肢。脾为"后天之本"，主运化水谷精微，人体的肌肉四肢皆赖其煦养，清阳之气靠脾气的推动以布达，脾脏的功能健旺与否，往往关系到肌肉的壮实和衰萎。

所以，关节炎、脚趾痛等只是疾病的症状或表象，而不是病因，脾脏患病才是痛风的病因。在治疗时重点在于治疗脾脏，恢复脾脏的运化功能，使其经脉滑利、气血流畅、代谢加快，促使病情逐渐好转。同时，还要对其他脏腑的经络做全面调整，避免并发症的发生，这也有利于痛风病症的恢复。这时，外关穴、脾俞穴、阳陵泉穴就成了首选穴位。

外关穴位于前臂背侧，阳池穴与肘尖的连线上，腕背横纹上2寸，尺骨与桡骨之间。它是三焦经的络穴，又是八脉交会穴之一，交阳维脉。具有联络气血、补阳益气的功效。阳维脉主要维系、联络三阳经，主一身之表，外关穴以治表证为主。

脾俞穴是补脾气虚的要穴，位于人体第11胸椎棘突下，旁开1.5寸处。现代常用于治疗腹胀、腹泻、呕吐、痢疾、便血等脾胃肠腑病证。

阳陵泉，又名筋会、阳陵、阳之陵泉，在小腿外侧，腓骨头前下方凹陷处。该穴属足少阳胆经，是五输穴之合穴，八会穴之筋会，为筋气聚会之处，具有疏肝利胆、强健腰膝、促进血液循环的功效。故阳陵泉是治疗筋病的要穴，特别是治疗下肢筋病，临床较为常用。

具体操作方法：每天用手指指腹或指节向下揉压脾俞穴和阳陵泉，并以画圆的方式按摩；用拇指的指腹向下按压外关穴，并以画圆的方式按摩，左右手交替进行。

痛风是一种疑难杂症，发病的原因是多方面的，在治疗上的难度非常大。但当您学会了穴位疗法，它也就不再可怕了。

第六章

中老年人睡眠养生：

正确睡眠，颐养天年

第一节 睡眠是天补，人补药补不及天补

» 睡眠不足，正在毁掉您的健康

在所有的休息方式中，睡眠是最理想的休息方式。经过一夜的酣睡，多数人醒来时会感到精神饱满，体力充沛。科学研究证明，良好的睡眠能消除身体疲劳，使脑神经、内分泌、体内物质代谢、心血管活动、消化功能、呼吸功能等得到休整，促使身体完成自我修补，提高对疾病的抵抗力。因此，充足、安稳的睡眠是保持身体健康的必要因素，尤其是中老年人，更需要睡眠来恢复精神和体力。

然而，据一项权威研究显示，目前世界上有90%的老年人都有睡眠障碍的问题，即睡眠减少。

长期睡眠不足对健康危害很大，主要体现在以下几个方面：

（1）长期睡眠不足引发疾病。长期睡眠不足，会降低胃的自我修复能力，使胃黏膜变薄，从而增加胃溃疡和癌基因生长的机会，易引发胃病甚至癌症。严重失眠或睡眠不好会使人抗病毒能力减弱，还会引发脱发、掉牙、牙龈炎、牙周炎等疾病。

（2）长期睡眠不足有损大脑。经常失眠、长期睡眠不足或质量太差，有损大脑功能，会使脑细胞衰退、老化加快，并引发神经衰弱、脑血栓、中风等脑血管疾病。

（3）长期睡眠不足会缩减寿命。长期睡眠不足会缩短人的寿命。曾有研究机构对一批年龄18～27岁身体健康的青年志愿者进行试验，限制睡眠使他们每晚只睡4小时，6天后对他们身体的各项指标进行测试，发现他们的新陈代谢和内分泌正在经历60岁以上老人才有的变化过程；接下来的6天让他们每晚睡12个小时，以补足前6天的睡眠不足，结果显示他们的各项指标又恢复到年轻人的状态。

» 多思多虑是睡眠大敌

很多老人睡觉前躺在床上总是忍不住去回忆、思考过去的事情，大脑里仿佛有块屏幕在放映"电影"，结果越思考越焦虑，使自己思念不断、心神不宁，甚至忧愁、焦虑或兴奋过度而导致彻夜不眠。

生活上的压力、家庭关系的紧张、经济上的问题、退休后生活的单调、精神空虚等，都可能是导致老年人睡前忧愁多虑的原因。长此以往，就会导致老年人神经衰弱，损害他们的身体健康。

因此，老年人躺到了床上就要保持情绪稳定，尽量把忧虑暂时放在一边，闭上眼睛静静入睡。如果在生活中确有一些很心烦的事情，不妨用"专注法"来度过这段难熬的睡前过渡期——刻意让自己专注地去想一个问题。如果在这个过程中不知不觉睡着了，第二天便可继续前一天未完成的想象。如果这么做在15分钟之内还没有睡着，应立刻下床，看书或看电视，直到有睡意再上床。也可以尝试在上床之前创造一些利于入睡的条件反射机制，如睡前半小时洗个热水澡、泡泡脚或者喝杯牛奶等。

要摆脱这种忧虑焦躁问题，提高睡眠质量，除了要保持乐观、知足常乐的心态，还应该养成良好、规律的作息习惯。不管晚上睡得如何，早上都要按时让闹钟叫醒自己。就算瞌睡了，也要告诉自己到晚上睡觉的时间才可以休息。尽可能限制白天的睡眠时间，老年人在白天除去适当午睡外，应尽量避免在其他时间打盹，否则会影响夜间睡眠质量。

» 地磁线：睡眠方位的最佳指向

俗话说"春困秋乏夏打盹，睡不醒的冬三月"，一年365天，哪天都不能少了睡眠。民间有更通俗的说法"骑马坐轿，赶不上睡觉"，良好的睡眠带来的美妙感觉是任何事情都无法取代的。但是有人长期遭受不良睡眠的困扰，每天辗转反侧难以入睡，即使睡着了也会不停做梦，早晨醒来整个人都非常疲惫，其实这有可能是您的床摆放得有问题。

地球是一个大磁场，我们人类和一切生命都在这个大磁场中生存，人们睡眠的方向应该与地球磁场的磁力线保持平行，这样才会感觉舒服。我们处于北半球，地球磁力线的方向是从南到北，我们最好的睡眠方向也应该是头朝北，脚朝南，这样人体内的细胞电流方向正好与地球磁力线方向成平行状态，人体内的生物大分子排列则为定向排列，这样，气血运行便可通畅，代谢降低，能量消耗较少，睡眠中的慢波、快波即能协调进行，加深睡眠深度，从而有一个良好的睡眠质量，人也会感觉很舒服。

如果您总是保持东西向的睡眠方向，人体睡眠时的生物电流通道与地球磁力线方向相互垂直，那么地球磁场的磁力就会成为人体生物电流的强大阻力，人体为恢复正常运行达到新的平衡状态，就得消耗大量热能，用来提高代谢能力，从而导致体温升高、气血运行失常、产生病态，通常会出现头昏、烦躁、失眠、颈椎酸疼等症状。要想拥有良好睡眠，最好还是采取头朝北、脚朝南的方向。

» 中老年人正确的睡眠姿势

俗话说"会吃不如会睡""吃人参不如睡五更"。中老年人随着年龄的增长，系统功能的降低，体质的减弱，容易疲劳。良好的睡眠能消除疲劳，还能恢复体力。然而，睡姿会影响到睡眠质量，还与某些疾病的防治有着直接关系。

人的睡眠姿势不外乎仰卧位、右侧卧位、左侧卧位和俯卧位4种体位。由于中老年人身体的特殊性，不同身体情况也适合不同的睡眠姿势。

（1）仰卧位睡眠：肢体与床铺的接触面最大，因而不容易疲劳，且有利于肢体和大脑的血液循环。但有些中老年人，特别是比较肥胖的中老年人，以仰卧位睡眠易出现打鼾，而重度打鼾时的鼾声和鼻息声不仅会影响别人休息，而且会影响睡眠者自身肺内气体的交换而出现低氧血症。

（2）右侧卧位睡眠：人的胃出口在下方，故有助于胃内物质排出，还可使全身肌肉得到较满意的放松，又可增加肝血流量，利于肠胃蠕动，促进食物的消化与吸收。易打鼾的中老年人和有胃炎、消化不良、胃下垂的中老年人，睡眠时最好选择右侧卧位。但长时间右侧卧位睡眠会使右侧肢体受到压迫，影响血液回流，使睡眠者出现酸痛麻木等不适。

（3）左侧卧位睡眠：不仅会使人的左侧肢体受到压迫、胃排空减慢，而且会使心脏在胸腔内所受的压力加大，不利于心脏排血。

（4）俯卧位睡眠：不仅会影响呼吸，还会影响脸部皮肤的血液循环，使面部皮肤容易水肿、老化。

《备急千金要方》中说："人卧一夜当作五度反覆，常逐更转。"即在一夜睡眠中，有时人体位的变动可达10～50次，但中老年人睡觉时还是不宜选择左侧卧位和俯卧位，最好采取仰卧位或右侧卧位。

对于不同疾病的中老年人，睡眠姿势也很有讲究。美国波士顿大学的专家认为：

（1）心脏病患者宜采用右侧卧位，以使较多的血液流向右侧；床最好以10～15度的角度倾斜，上半身稍抬高，下半身稍低，这样能够使下腔静脉回流的血液减少，有利于心脏休息。若已有心衰，则忌蒙头而睡（防止大量吸入自己呼出的二氧化碳，而又缺乏必要的氧气补充）宜采用半卧位，以减轻呼吸困难，切忌采用左侧卧或俯卧。

（2）高血压患者宜采用平卧或侧卧，选择高度合适的枕头（一般15厘米为宜），高血压往往伴有脑血管硬化，枕头过低可致脑血管负荷过重。枕头过高，又可使脑血灌注不足，大脑会因为缺氧、缺血而加重病情，最忌俯卧——有可能加重高血压及诱发噩梦。

（3）脑血栓患者宜采用仰卧睡眠。侧卧可加重患者的血流障碍，特别是减慢颈部血流速度，且血液容易在动脉内膜损伤处逐渐聚集而形成血栓，不利于脑循环，影响疾病康复。

（4）颈腰椎病、腰椎间盘突出患者宜采用仰卧睡眠。中老年人常常出现的颈椎、腰椎问题，很可能因睡姿不正确而加重。对颈椎来说，正确的睡姿有助于头部、颈部保持自然仰伸位。仰卧位时枕头放置在颈部正后方，以维持头部、颈部的生理曲线，同时也有助于颈椎、腰椎病人恢复内外平衡状态。

此外，弓形睡姿也是老人睡眠的最佳选择，这个姿势相对来说是一种比较放松、有自我安全感的睡姿，有利于人体放松全身的肌肉组织，帮助胃中食物朝十二指肠方向运动。同时还方便心脏血液回流，减轻心脏负担，避免心脏受压。另外，还有一些患特殊疾病的老人，如反流性食管炎，最好也采用弓形睡姿。

» 避免对助眠药物产生依赖

随着生活节奏加快、压力增大、竞争激烈，越来越多的人受到失眠困扰。失眠症不仅影响人的健康，也影响人的生活质量。因为失眠而引起心理疾病的患者也越来越多，且这部分人群中中老年人居多。

失眠并不可怕，怕就怕有心理负担。睡眠就和吃饭一样，每个人饭量不一样，同样每个人的睡眠时间也不同，只要没有严重的睡眠不足感，哪怕一天只睡5小时，也是正常的，无须为睡眠不足而担心。连续几个晚上睡眠较差也无须担心，可以顺其自然，疲劳了总会睡好的。任何人的睡眠都不是一成不变的，并非一定是每晚都睡得好。心理、身体和外界的环境因素都是导致睡眠不足和失眠的诱因。如果不弄明白为何失眠，就自行服用安眠药解决睡眠问题，这只能治标不治本。

目前，安眠药的使用极为广泛，其中长期失眠的人中有不少人都在服用安眠药。大家都知道"是药三分毒"，长期大剂量服用安神类药物，对肝、肾等脏器都会造成伤害。另外，长期使用安眠药除了会出现严重的药物毒副作用外，一旦依赖性形成，心理上也会离不开，不用药就难以入睡。不仅如此，还会导致失眠比用药前更严重，不仅因缺药而高度紧张，而且有全身难受的感觉，出现生理、情绪、行为以及认知能力方面的综合症状。因此，尽量不要长期使用安眠药。如有需要，应间断服用，原则上每个星期不要超过4次。

患有轻度失眠的人，完全可以通过养成良好的生活习惯来改善失眠状况，提高睡眠质量。一方面，避免睡前饮用咖啡、茶叶、酒，避免晚饭较晚造成满腹食物尚未消化，避免大量吸烟，避免睡前剧烈体力活动、过度的精神活动等不利于睡眠的因素。另一方面，白天适度的体育锻炼，将有助于晚上的入睡。除上述两方面外，就寝前洗一个舒适的热水澡，或睡前半小时泡脚都有助于睡眠。

» 睡前不要使用电脑和手机

现代人越来越离不开电脑这类电子产品，老年人若太过痴迷这类产品，就会带来一系列潜在健康问题，从眼睛到手指、颈椎都有可能被牵连患病。

（1）对生物钟的影响。科学家们进行了一系列实验，他们发现电子产品正是抑制人们生成褪黑激素的罪魁祸首，而褪黑激素恰恰是控制人们生物钟的关键。

（2）对睡眠的影响。相关专家研究表明，在床上使用1个多小时的手机、平板或者其他一些会发出光线的电子产品都会减少人们生成的褪黑激素总数，比例约为22%。一旦人们的褪黑激素受到了这种程度的抑制，那么人的生理周期也将受到影响，直接影响便是让人始终处于浅睡眠状态，甚至大大减少人们的睡眠时间。也就是说，玩手机1小时后，您或许不得不再玩上3小时，因为您已经睡不着了。

国外研究还发现，睡觉前使用手机，电磁波对深层睡眠阶段的影响时长会延长，让人处于深层睡眠的时间也跟着减少，影响睡眠质量。

（3）对关节的影响。中老年人骨质疏松，关节腔润滑液减少，长时间地使用手机和电脑，会使脖子耷拉过度，身子不自然弯曲，颈部越来越前倾，最终使得颈部胸锁乳头肌随之不断向前拉伸，处于慢性充血状态，久而久之容易压迫椎动脉而诱发颈椎病，造成慢性劳损。

（4）对眼睛的影响。较长时间使用手机也会使眼内压增高，从而引发白内障。

所以睡前1小时内建议不要使用电脑和手机。

第二节　创造舒适的睡眠环境

» 老人房宜小、宜静、宜简

老年人的卧房选择，不管是从风水的角度，还是从养生的角度，都应该是独房独卧。这样的环境比较安静，有利于老人养心静神。

卧房的窗户应该是偶数，门应该是奇数，这样符合阴阳的道理。老人是独居的，房间不大，一扇门就足够了，窗户就应该是两扇。这不光关系到所谓的"阴阳平衡"，也关系到房间的通风。两扇窗都打开，通风就好很多。

门、床、墙壁的隔音效果都要好。如今社会的噪声问题严重，会干扰我们的生活环境。尤其是住在闹市区的老年人，更应该注意房间的隔音效果。与子女同住的老人，独房独卧就不必说了，一定要选在与家中孩童住室比较远的位置做卧房。

住在乡村或是山里的老人，环境自然得天独厚，能够与大自然相处，春夏秋冬尽入心间，看遍百花齐放、绿树成荫、晴空万里、大雪纷飞，便可以心情舒畅、悠然自得，这对于养老是最好不过的。当然，住在城市之中，虽然不能随意与万物相依，却可以利用阳台上的一点空间养花、种草，美化居住环境，改善居住条件。

卧室的墙面颜色也有所讲究，最好以蛋青、藕荷、乳白色等素雅的色调为主，要富有生气，过于冷感的颜色不能使用，如深蓝、黑色、灰色等。当然，那些能引起紧张情绪的颜色要少用，如红色、橙色等，这些颜色不利于老人养静。总体来说，颜色要根据个人喜好而定。

因为是独居，卧室面积不宜大。房间中除了一张床之外，再放一张桌子、一把椅子就足够了。老年人行动不便、体力下降，过多的摆设只会增加老人的打理负担，还会造成许多不必要的磕磕绊绊。

在选择家具时也要讲究。一些有棱有角的家具尽量不用，过高或者过低的柜子、抽屉也尽量不用。家具的选择以方便老人使用为原则，躺椅、藤椅、安乐椅都适合老年人，因为可躺可坐。

屋子里的摆设也力求实用，那些过于花哨和用来点缀的东西尽量不要，这有利于老人的出入起居，还可以方便他人的探望和伺候。

» 老人的卧室温度不能太低

睡眠质量与居室的温度、湿度、明亮度等有着至关重要的联系。大部分医师都指出，改善了中老年人的睡眠环境，中老年人的养生就有了最基本的保证，这也是保障中老年人睡眠质量的方法。

一般认为，夏季室温在25℃~28℃，冬季室温在18℃~22℃，相对湿度60%左右最为适宜。温度太高使人感到烦躁不安，温度太低对于中老年人来说更是危害健康的隐形杀手，这主要体现在以下几个方面：

（1）人在睡眠时体温降低，肌肉松软，脏器功能活动降低，血流速度减慢。中医认为，寒则凝，睡眠时室内温度过低，必然会使肌肉收缩，局部血液供应不足，血流速度减慢或造成瘀阻。有心血管疾病的老人，在温度过低的环境中发病率大增，甚至会因为脑供血和心肌供血不足而在睡梦中死亡。

（2）在过低的居室内生活的中老年人，也容易增加血栓、中风的发病率。

（3）中老年人的皮肤弹性降低，皮肤细胞营养不充足，气温过低的生活环境会使皮肤更加干燥，会引起皮肤的瘙痒不适。

（4）中老年人的关节多有风湿或增生，过低的室温环境会使老人的关节活动不利，加重风湿性关节炎的疼痛。

因此，中老年人的居室环境温度不宜过低，尽量以舒适为主。目前多数家庭都有空调，在秋冬季节尤其要保持居室温度适宜，以保证老人的健康。

» 一个好睡眠需要一张好床

对于睡觉来说，床无疑是最重要的。不仅因为床是我们生活中不可或缺的卧具，更因为人一生约1/3的时间是在床上度过的。如此一来，说一张好床决定了健康并不过分。对于老年人养老来说，床的作用更应该重视。《礼记》就讲"安之法，床为要"。这样的认识在很早以前就已出现，足以说明床的重要性。

总结选床的关键，可以归结为以下几点：首先，床必须要宽大，毕竟《通俗文》上对床的定义是"八尺为床"，也只有这样的床在夏季才不会让人感到热气逼人。其次，床上必须要有顶板，可以隔绝灰尘，保持床面清洁。最后，床下四角要有隔板，可以在严寒的冬天放一个小暖炉，给床保暖。当然要是没有这个条件，就需要把床底填满，不让冷气从下面入侵。到了夏天，可以把隔板去掉，方便床下通风散热。对老人来说，床下最好有个抽屉，当然也可以是床头柜，里面放着手纸、手电筒等物品，方便老人随手拿到。

如今，人们的生活水平普遍提高，一张好床应该不是很多人养老的困难了，需要注意的是细节。给老人的床应该方便和宽大。"方便"是为了让老人起居容易，不会有磕磕绊绊的危险。"宽大"是为了老人有足够的床上空间，不能太狭小，当然更不能大过头。许多老人都是独居，太大的床会让他们在睡眠时感到空虚和寂寥，这对养老显然不好。

床的高低也很有讲究。老人由于腿脚不灵活而行动不便，不适合睡高床。古代有那种所谓的矮床，现在当然也有类似的。睡矮床有一点需要注意，就是防湿气，因为床离地面较近时，容易受到湿气的侵害。可以在床上面铺一张厚20厘米左右的床垫隔绝湿气。

» 枕头高低、长短有讲究

枕头是睡眠中不可缺少的寝具。科学地使用枕头，对睡眠十分有益。选择枕头的标准应从枕头高度、长度和枕芯内容方面考虑。枕头的高低要适宜，以舒适为好。从生理角度来考虑，老年人枕头的高度应低些，以利于头部供血。

俗话说"高枕无忧"，枕头高些能使人情绪安定，易于入睡，但长期使用过高的枕头，无论是仰卧还是侧卧，都会使颈椎的正常曲度发生改变，造成颈部肌肉劳损，还可能促使骨刺的形成，或引起"落枕"。枕高枕头时，呼吸会不顺畅，容易出现口干、嗓子痛、打鼾等情况，醒来后会感到脖子酸疼、头痛、头晕、耳鸣。

枕头过低，同样对颈椎不利，脑部血液增多使头部血管充血，醒来后会出现头涨、烦躁、面部水肿的情况。

那么，枕头多高才适合中老年人呢？这要因人而异，与每个人的胖瘦、疾患、肩的宽窄、脖子的长短、睡眠的姿势等都有关系。

（1）枕头的合适高度一般为10~15厘米，肩宽、体胖、脖子长的人的枕头应略高一些。

（2）习惯仰睡的人，其枕头高度应以压缩后与自己的拳头高度（握拳虎口向上的高度）相同为宜。

（3）习惯侧睡的人，其枕头高度则应以压缩后与自己一侧的肩宽一致为宜。

（4）有高血压、心脏病、哮喘的患者枕头要稍高一些。

（5）低血压、贫血的人最好用稍低的枕头。

» 药枕——小小枕中自有大乾坤

枕头是与老人息息相关的物件。古代著名医学家华佗、孙思邈早有"闻香却病"的理论，以药枕治头、颈诸疾。好多历史人物还给予自己的枕头很多的美名，如神农氏的睡枕名曰"神农百草枕"，轩辕黄帝的睡枕名曰"乾坤枕"，周文王、周武王的睡枕名曰"本草避嶂枕"，汉武帝的睡枕名曰"本草如意枕"，老子的睡枕名曰"本草和谐枕"，孔子的睡枕名曰"本草明智枕"，杨贵妃的睡枕名曰"百花龙凤枕"，太平公主的睡枕名曰"百花玉肤枕"……无数帝王名相、公主皇后、圣人贤人、老寿星无不与本草保健枕有着不解之缘。

老年朋友可以动手制作一个属于自己的药枕，在睡眠中不仅可以休养生息，还能够改善自身的一些不良症状，可以无病防病，达到平和身心的养生目的。

降压枕

【枕芯材料】野菊花、淡竹叶、冬桑叶、生石膏、白芍、川芎、磁石、蔓荆子、青木香、晚蚕沙、薄荷各适量。

【功效】疏风清热，平肝潜阳，主治高血压病。使用不得少于6小时，3个月为1疗程。

安眠枕

【枕芯材料】菊花1000克，川芎400克，丹皮200克，白芷200克。

【功效】疏风清热安眠。

颈椎病枕

【枕芯材料】当归、羌活、藁本、制川乌、黑附片、川芎、赤芍、红花、地龙、血竭、菖蒲、灯芯、细辛、桂枝、紫丹参、防风、莱菔子、威灵仙各300克，乳香、没药各200克，冰片20克。以上这些药除冰片外共研细末，和入冰片，装入枕芯，每日使用6小时以上。

【功效】活血散结，通经止痛。

头痛枕

【枕芯材料】菊花、薄荷叶、桑叶、绿豆任选一味，取适量装入枕内，睡时枕之，每日用枕时间不少于8小时。

【功效】疏风清热，主治各种头痛。

此外，夏季在枕头内放些青蒿、藿香、薄荷等，能起到防暑生凉、提神醒脑、解热祛暑的作用。

在使用药枕时，还需注意以下几点：

（1）药枕疗法是为了调理人体各项机能的平衡，一般疗效比较缓慢，对于急性病、重危病症并不适宜。且药枕主要用于预防疾病，在治病方面只起到辅助治疗的作用，使身体趋于平和状态，防止疾病复发。

（2）使用时每隔15天翻晒一次，以使药枕保持干燥，防止药物发霉，平时放置阴凉干燥处。定期更换枕芯，2～3个月为宜。

（3）使用中如出现皮肤瘙痒、斑疹、发红等过敏现象，应立即停止使用。

» 老人的被子一定要足够宽大

老人养生，独自睡眠，所需的被子应该足够宽大。所谓的宽大，没有什么标准。按照实用的情况来说，应该是一个人睡觉要盖一床双人被。因为，要想让暖气不散，就必须能把被子叠起来，封住里面的热气。当然，一床被子不是固定的，老人可以根据寒温适当再加被子。但所加的被子必须比贴身的被子窄，两边不要折叠，这样才宽平，翻起身来才舒服。

为了不让暖气泄漏，被子一定要宽大，使两边可以折叠而不露。只是折叠后有一点不好，就是睡卧的床上不再是完全平整了，因而人在被子里也显得不宽敞。最好是把两边折叠在一起，形成一个筒的形状。当然，叠成的被筒不能太窄，包裹得太紧也一样让人睡得很累。只要就寝方便、翻身舒适就好了。

除了身体部分，脚下也应盖好。如此一来，人睡在里面，就像是缩在茧里的蚕。所以有人称其为茧子被，意思是像蚕茧一样周密。

"茧子被"就相当于现在的睡袋。睡袋的优点有很多，使用方便，保温性能好，价格还实惠，建议老年人准备一个。尤其是那些供暖比较落后的地方，一床大被子叠得再严实，也不如一个睡袋的保暖性好。

很多睡袋都是填充了羽绒或者合成纤维的，其保暖性比起棉被来说更胜一筹。另外，睡袋又是多用途的，经常外出游玩的老人，若是睡不惯各个宾馆的床，完全可以钻进熟悉的睡袋里。

需要注意的是，睡袋不能放在压缩袋里存放，长期受压，睡袋必然失去弹性，导致保温性能下降，应该把睡袋放在存储袋里，或者是挂在衣柜里。

总而言之，有条件的老人，可以买个睡袋尝试一下，条件不允许的老人，被子就必须要宽大。

» 贴身的褥子每年要换新絮

老人要想睡得安稳，床上就必须要垫厚一点的褥子。人老了之后，不再像年轻人那样身体紧实，大多骨瘦体弱。褥子厚一些，躺着就舒服许多。

褥子应该多置备几床，随着天气的变冷，渐渐添加。最贴身的那一层褥子，最好是当年新棉所做。因为新棉松软，躺在上面会特别舒服。添褥子也是一层层在这个新褥子的上面添，如此一来，每一年躺着的都是新褥子。

虽然现在有厚床垫了，保温已经不成问题，但到了冬天，床垫上还是一定要铺褥子的。因为床垫一般都比较硬，直接躺在上面不舒服。如果是软床垫也不好，很容易让身体下陷，造成脊柱问题。正确的做法是在床垫上铺厚厚的褥子，老人躺在上面才会感到温暖舒适。

老年人贴身的褥子每年一定要换新絮，因为那些被积压多年的老褥子，本身已不再松软有弹性，躺在上面也就不会觉得舒适，还不能保暖。新棉絮做的褥子，非常柔软蓬松，自然不是旧褥子所能比的。不过，要是没条件一年换一床新的，可以在冬天到来之前，把旧褥子拆开来，弹一弹棉花。正所谓"旧棉花弹成新棉花"，弹好了的旧褥子一样是柔软的，可以明显提高保暖和舒适度。

现在很多老人喜欢给自己的床上铺海绵。海绵具有减震、抗压和弹性好的优点，因而被广泛应用于家具的制造中。只是在海绵垫的选择上也有好多学问，太厚或太薄都不合适中老年人。

太厚的海绵垫，就相当于一个软床垫，老人躺在上面，毫无疑问就是睡在了一张软床上，脊柱的压力随之而来；太薄的海绵，则会让热气漏掉，睡在上面无法起到保暖的作用。最好的解决办法，就是在海绵的上面再铺上一条褥子。如此一来，既能保温减压，又不至于折磨脊柱，这就是给那些喜欢海绵垫的老人的建议。

第三节　健康自然疗法，告别失眠

》 入睡困难不妨试试"操""纵"二法

古代养生家认为，年龄越大的人，往往"气血衰，其肌肉枯，气道涩，五藏之气相搏，其营气少而卫气虚"，"昼不精，夜不暝"。如何保证老年人拥有健康高质量的睡眠，这个问题历来颇受重视。

正常睡眠对人体健康的重要性不言而喻，如果长期睡眠不足，身体各脏器功能会下降，机体免疫力降低，各种疾病就易乘虚而入。

失眠是一种常见病，表现为不易入睡，或睡中反复苏醒，或早醒无法再入睡，甚至彻夜不能入睡的几种症状。当失眠时，可以试用"操""纵"二法。

"操"即操纵的意思，怎样操纵自己的睡眠呢？那就要操纵自己的意念，集中精力，默数鼻息，同时用目光默视丹田，让自己的精神、注意力集中到某一点上，这样就不会胡思乱想了，心安静后自然会渐渐进入梦乡。

所谓"纵"法，就是任由自己的思绪漫游于无边无际的宇宙之中，这样也可以进入一种朦胧的状态，渐渐地入睡。

另外，当无法入睡时，深呼吸也可以帮助入眠，您可以平躺在床上，两手自然伸直，放在身体两侧，闭上眼睛。让自己身心安静1分钟左右，然后开始做深呼吸，同时慢慢举起双臂，举过头部，再慢慢放下双臂，如此反复15～20次。此外，睡前用温热水泡脚，听轻柔和缓的音乐，进食一点养心阴的食品，如小米红枣粥、冰糖莲子羹，或喝一小杯牛奶，等等，都有助于睡眠。

» 勤做日光浴，防治失眠

日光浴疗法又被称为"光疗法"。太阳光是一种很好的物理治疗方法。那么，日光浴的好处有哪些呢？

（1）日光中的紫外线能够杀死皮肤表面的细菌，还能刺激血液细胞的新生，改善体内的糖代谢，促进体内维生素D的合成，有助于钙的吸收和利用。

（2）红外线可以增加皮肤的温度，改善皮肤的血液循环，对皮肤组织生长、关节肿痛的治疗均很有好处，可见光有一定的镇静、止痛、解痉作用。

总之，日光浴对改善人体的新陈代谢、增加食欲、改善睡眠、提高机体的抗病能力等，都是很有帮助的。中老年人常在室内休息，如果能够多到室外适当地进行日光浴，这是很有针对性的自我保健疗法。

特别是一些高龄人群，随着生物钟的机能逐渐减退，释放褪黑激素的能力也减弱，所以要积极地进行日光浴，建立良好的睡眠生物钟。

» 深呼吸益于提高睡眠质量

我们都知道，胸闷了，深呼吸一下。紧张了，深呼吸一下。那么，中老年人睡眠不好了，是否也可以深呼吸一下呢？

有人说每分钟深呼吸10次，每天做15分钟，坚持2个月，可以帮助降低血压。

这是因为浅呼吸会减缓身体代谢盐分的速度，从而引发血压升高。在入睡前进行深呼吸，除了能吸入充足的氧气外，还能使心情平静下来，起到很好的助眠作用。

呼吸调节法很简单，或仰面躺在褥垫上，或两脚分开到约与两肩同宽站立，并将两手轻轻放在腹部上。然后，一面用手掌按腹部，一面呼气、吐气。尽可能慢慢呼气，并让气从鼻子中出来。接着，慢慢地吸气，令腹部膨胀起来，然后再慢慢地吐出来。

但有研究发现，若猛烈地深呼吸2～5分钟，可能会诱发剧烈的心绞痛，甚至发生心肌梗死。剧烈的深呼吸可增加胸腔和腹腔的压力，使血管管径缩小。深呼吸看起来增加了氧气的摄入量，使血液含氧量增加，但大脑、心脏、肾脏等重要脏器的血管管径缩小，血流量却因此大幅减少。此外，对于有冠心病和脑动脉硬化者，呼吸会使迷走神经兴奋，血管收缩，甚至会引起血管痉挛。

因此，深呼吸应因人而异。有冠心病和动脉硬化的中老年人，做深呼吸的时间不宜过长，动作也要缓和一点，以免引发心脑血管意外。

» 瑜伽呼吸法，天人合一的助睡慢运动

对于失眠的老人，可以用瑜伽的呼吸法、冥想法等方式来排除紧张、杂念，让心灵安定、肌肉放松、头脑放空，安然入睡。下面是几种适合中老年人的瑜伽动作：

动作1：双脚绷直，脚面重叠，脚尖点地，双手环抱膝盖，将额头放在膝盖里，保持均匀呼吸。

动作2：仰卧在垫子上，双腿弯曲，双手抱膝盖，将膝盖尽量贴胸。吸气抬头，呼气，额头贴膝盖。保持自然呼吸6~10秒。

动作3：呼气，放松。俯卧，下巴微收，身体自然放松，右手心向上延伸，手臂放松，左腿弯曲去贴自己的额头，右腿保持放松。

动作4：美人鱼放松式。左手向上伸直，左小腿沿地面向上伸展，双手相合于脚面上。额头尽量贴小腿肚子处，保持姿势10秒钟。

动作5：吸气，抬头，呼气，头向后转，右小腿收回，左手去找脚尖，保持自然呼吸。

中老年人在做动作时不要强使自己达到某个标准动作，要循序渐进，避免肌肉或筋腱被拉伤。

» 安心宁神操，神奇的入眠绿色通道

为了帮助中老年人解决失眠问题，有医学专家总结出了一套简便易学、易操作的安心宁神保健操，它具有缓解紧张情绪、放松身心、改善睡眠等作用，深受中老年人喜爱。这套安心宁

神操的具体做法是：

（1）揉太阳穴：用食指、中指指腹揉太阳穴，先顺时针揉，从"一"默念到"八"后再逆时针揉，这样做几个八拍。

（2）搓印堂穴：用大拇指指侧腹（即将拇指横放，拇指的食指侧），从鼻根部向上搓，至额前头发生长处，这样反复做几个八拍。

（3）揉风池穴：用食指、中指、无名指三指指腹揉，先顺时针揉，做一个八拍之后，再逆时针揉，这样反复做几个八拍。

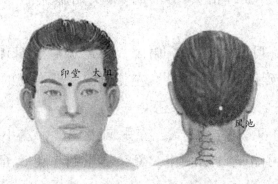

（4）揉劳宫穴：用拇指指腹揉，先顺时针揉一个八拍之后，再逆时针揉一个八拍，这样反复做几个八拍。

（5）按内关穴：用拇指指腹用力按一下，松一下，反复做几个八拍。

（6）按外关穴：用拇指指腹用力按一下，松一下，反复做几个八拍。

（7）按神门穴：用拇指指腹用力按一下，松一下，反复做几个八拍。

（8）搓耳朵：用拇指和食指夹住耳郭，从上往下，由里向外搓，反复做几个八拍。

» 睡前梳头，远离失眠困扰

梳头早已成为人们的一种生活习惯，能使头发通过梳理保持整齐，也有防病保健的作用。其操作方法为：

（1）梳子梳头：选用黄杨木梳、骨梳（如牛角）、胶木做的梳子，不宜用金属或塑料制品梳子。一般每天清晨起床后、午休后和晚上临睡前梳头。分别在头部正中、两旁、颞侧由前向后平稳地梳，速度每分钟25～35次，用力要均匀、适当，不要刮破头皮，以局部略有酸胀感为度。

（2）手指梳头：两手指呈爪状，以指尖轻轻抓揉头皮，如洗头状。分别从正中、两旁、两颞侧由前往后地进行，在有关穴位上要加重指力。每日2～3次，每次3～5分钟，继而用拇指在印堂及两侧风池穴上各按揉50次。

本疗法的治疗机理与按摩疗法相同。头部有丰富的血管、神经和穴位，梳头可刺激头皮的神经末梢和经穴，通过经络和神经的传导作用于大脑皮层，调节神经系统和经络系统的功能，松弛头部神经的紧张状态，促进局部血液循环，从而达到防病、治病的目的。通过对头部上星、神庭、百会等穴位的反复梳理，可使烦躁、抑郁情绪逐渐消退，起到一定的催眠作用。若睡前反复梳头，就会使您睡意增加，帮您安然进入美丽的梦乡。

» 45度倒立，助益睡眠的小妙招

专家建议，人到中年后，应适当做头低位运动，对延年益寿、减少心脑血管疾病非常有帮助。其中45度倒立健身法能有效改善中老年人脑部供血不足、失眠、记忆力减退、排痰困难等症状。在飞行员日常训练中，也有一项"人体倒立，45度侧立"的特定项目。

地球引力会使人体骨骼、内脏和血液循环系统的负担加重，导致骨关节病变、脑供血不足等。变换体位，头向下脚向上，呈45度角倒立时，人体关节、脏器所承受的压力减小，肌肉和骨骼得到松弛，就能缓解腰背酸痛和关节疾病。同时，这种姿势增加了大脑血液供应，能有效改善中年人脑部供血不足、失眠、记忆力减退、排痰困难等问题。

"45度倒立"的具体方法是：

（1）仰卧，头部、双肩及上臂着地，双手支撑起臀部和躯干，伸展双腿，使躯干和双腿在一条线上，和地面呈45度角。

（2）还有一种简便方法，现在小区都设有健身器材，其中有种专门用于仰卧起坐的，可以头向下躺在上面。

此外，"45度倒立"要因人而异，以从少到多、感觉舒适为原则。从每天倒立2次，每次不超过半分钟为开始，如果第二天没有不适，可适当延长时间。也不必拘泥于角度，45度、60度、70度都可以。

第七章

中老年人情绪养生：

老无所忧，幸福安康

第一节 别让"心病"从内部瓦解您的健康

» 喜伤心，猝死往往由于乐极生悲

旧时有所谓"四喜"：久旱逢甘露，他乡遇故知，洞房花烛夜，金榜题名时。

这种突然的狂喜，可导致"气缓"，即心气涣散，血运无力而淤滞，出现心悸、心痛、失眠、健忘等一类病症。成语"得意忘形"，就是说由于大喜而神不藏，不能控制形体活动。清代医学家喻昌写的《寓意草》里记载了这样一个案例："昔有新贵人，马上洋洋得意，未及回寓，一笑而逝。"《岳飞传》中牛皋因打败了金兀术，兴奋过度，大笑三声，气不得续，当即倒地身亡。这两个事例提醒人们，大喜、狂喜不利于健康。过度兴奋，同样具有把人推向绝境的作用。

对于时常经受巨大压力的人来说，过度兴奋比过度悲恸离"绝境"更近。这是因为，人的心理承受能力同人的生理免疫能力有相似之处，经常出现的巨大压力，如同经常性的病菌入侵，使心理的抗御力如同人体里的白细胞那样经常处于备战与迎战的活跃状态，故心理虽受压抑，但仍能保持正常生存的状态，不至于一下子崩溃。过度兴奋则不同，对于心理经常承受巨大压力的人来说，过度兴奋与形成既久的被压抑的心理反差是那么的巨大，使心理状态犹如从高压舱一下子获得减压，难免引起灾难性后果。

为了防范上述悲剧的发生，防止过度兴奋，同防止过分悲恸同等重要，这就要求中老年人保持平和的心态。可以做一些让人心情放松的事情，如绘画、练书法、听音乐、下棋、种花、钓鱼等。

» 怒伤肝，生气是慢性自杀的导火索

现代人都知道气大会伤身，我们的老祖宗很早就明白生气是最原始的疾病根源之一。生气不但浪费身体的血气能量，更是人体患各种疾病的原因所在。

长期生气会在人的身上留下痕迹，从外表就能看出来。比如一个人长期脾气火爆，经常处于发怒状态，那这个人很可能会秃顶。头顶中线拱起形成尖顶的头形者，是生气比较严重的；而额头两侧形成双尖的"M"字形的微秃者，也是脾气急躁的典型。

生气为什么会造成秃顶呢？中医认为，人发脾气时，气会往上冲，直冲头顶，会造成头顶发热，久而久之就会形成秃顶。严重的暴怒，有时会造成肝内出血，更严重的还有可能会吐血，吐出来的是肝里的血。这些听起来虽然可怕，但千真万确。

有些人经常生闷气，这会使得气在胸腔、腹腔中形成中医所谓"横逆"的气滞。生闷气的妇女会增加患小叶增生和乳腺癌的概率。

还有一种人经常处于内心憋气的状态，他们外表修养很好，在别人眼里从来都是好脾气的人，但心里经常生气或着急。这

容易造成十二指肠溃疡或胃溃疡，严重的会造成胃出血，这样的人额头特别高，额头上方往往呈半圆形的前秃。

有些人经常感觉腹部胀痛，很多情况下他们以为这是肠胃的原因，其实是因为气血较差，一生气，气就会往下沉造成的。

怒伤肝，肝伤了更容易生气。两者会互为因果而形成恶性循环。因此，不要长期透支体力，要注意调养血气，这样才能使人的脾气变得比较平和。

医院中身体虚弱的病人，有时候一生气就会有生命危险。例如，痰比较多的患者，一生气就会使痰上涌，造成严重的气喘，很容易窒息死亡。

由此可见，生气会使身体出现许多问题，因此，日常生活中一定不要生气。所谓的不生气并不是把气闷住，而是修养身心，开阔心胸，面对人生不如意时，看开点，看淡点，也就不生气了。

如果实在无法控制情绪，如何将伤害降到最低呢？最简单的方法就是生气后，立刻按摩脚背上的太冲穴（在足背第一、二跖趾关节后方凹陷中），这样可以让上升的肝气往下疏泄。这时这个穴位按上去会很痛，必须反复按摩，直到这个穴位不再疼痛为止。也可以吃些疏泄肝气的食物，如陈皮、山药等，都很有帮助。

》 恐伤肾，恐惧可瞬间摧毁健康防线

恐惧是一种对人影响最大的情绪，几乎渗透到人们生活的每个角落，每个人都有惧怕的事情或者情景，而且不少事物或情景是人们普遍惧怕的，如雷电、火灾、地震、生病、瘟疫等。

现实生活中，我们可以看到有的人的恐惧心理异于正常人。这种无缘无故的与事物或情景极不相称、极不合理的异常心理状态，就是恐惧心理。

当一个人处于恐惧的情绪下，往往会出现血管收缩忽急忽缓、战栗、心脏猛跳、脸色变白，心脏以外各处皆呈血亏状况，俗谓"胆战心惊""腿灌了铅"。如果刺激过强，可导致风瘫，严重者则会休克。

其实，心理的恐惧对老年人的健康损害更大。老年人长时间忧愁、烦闷、不安会加快自身的衰老和死亡速度，而且为整个家庭投下不和谐的阴影，影响家人的生活。

专家透露，目前死亡的肿瘤病人有三成是被活活"吓"死的。而70%～80%的肿瘤患者（其中老年人比例最大）有心理障碍，主要表现为抑郁、焦虑、烦躁、恐惧等。

老年人要想健康长寿，应顺其自然，正确看待死亡，不可自寻烦恼，胡乱猜疑。

» 思伤脾，心操多了健康受影响

《素问·阴阳应象大论》中记载："思虑过度，脾气郁结，久则伤正，运化失常……"若忧思过度，就会影响到消化功能，引起脾胃功能失常，消化液分泌减少，胃口变差，慢慢地各种症状接踵而至。

从现代医学来看，思虑过度会引起肠胃消化不良、胃溃疡等疾病的出现。脾胃本是一体，胃部出现损伤，也会连累到脾脏。如果脾胃在体内运化出现障碍，容易出现气血不足、四肢无力的现象，甚至会因为气郁而诱发血瘀、痰瘀的出现。

对于过度思虑的人来说，无休止的思考好似积攒在心头的"赘肉"，无法搬运，无处转移。我们要明白，思考是解决问题的一种有效的途径，但并非思考了就一定可以解决问题。当遇到"百思不得其解"的问题时，最好不要去"解"它，因为越"解"越不顺，心中不顺则有可能导致"气结"而致病生。

当陷入思虑的"泥潭"时，最好做一些轻松愉快的事情来分散自己的注意力，如读小说、听音乐、看电影、吃零食、与朋友聊天等。不要钻牛角尖，切忌陷入思维定式，要试着"没心没肺"，给点阳光就灿烂。

» 忧伤肺，警惕"心理感冒"夺性命

中医认为，悲忧伤肺。悲忧是人们对某些不顺意、不愉快的事情产生的一种担心、忧郁、愁闷的情志反应。在现实生活中，当人处在事与愿违的境况时，正常活动受到阻碍，成功的希望遭到挫折，心中的欲望未能如愿时，令人烦恼的忧愁、悲伤便会接踵而来。

一般来说，悲忧作为一种情志活动，是人体对外界事物的正常应答反应，不会对身体构成危害。但是，当一个人的忧愁悲伤太过，或者持续时间过长，超过了人体自身所能调节的限度和承受的负荷，而在思想认识上，又不能主动或被动地转移这种不良情绪，它就成为一种致病因素，对机体构成危害，严重者可因忧虑过度而丧命。

《红楼梦》里的林黛玉就是"忧"的典型。她经常愁眉不展，悲悲切切，一幅病态美女、让人可怜的模样，最终"悲则气消"，染上夺命肺痨，一命呜呼。

议院。在女王讲话时，佩剑人也要将它举起并不能有丝毫的摇晃。要完成这一整套的仪式，就是一个身强力壮的小伙子也会感到非常吃力。周围的人都劝这位八旬老人放弃这个想法，但他拒绝了。他说他没有老，要表现一下自己的体力。将军如愿佩剑出场，手中举着一柄沉重的剑。然而他毕竟老了，在女王讲话的时候，手中的剑不由自主地晃了一下，接下来，晃动的就不仅是剑，还有将军本人了。女王停止了讲话，将军被人扶到椅子上坐了下来。

须知，人如同一部持续运转的机器，到了老年，尽管有些人看上去健康，但生理机能已经衰退，身体的各个"部件"很容易因磨损出"故障"。也就是说，老人精神上可以不服老，身体上却不能不服老。否则，就可能出现意外。

"服老是一种清醒"应该称得上是一句警世恒言。鹤发童颜也好，"老而弥坚"也罢，充其量只是一种表象。古人云："生活有度，人生添寿。"一个年逾六旬的老者，还像青年人那样废寝忘食、夜以继日地透支生命，便是一种缺少自知之明的"失度"。老年犹如一场大戏已接近尾声，如果硬撑着，过高地估量自己身体的"实力"，只会自讨苦吃。所以，人老了应该保持清醒，保持理智，应该追求一种成熟的美、智慧的美，努力让自己步入宁静、平和的境界。

唐代文学家韩愈有诗云："岁老岂能充上驷，力微当自慎前程。"意思是说，人到了老年，怎能还把自己当成最好的马？能力已经弱了，就应该慎重考虑前面的路途。老来持重不逞能，应成为老人的理性选择。因为，服老是一种人生境界，更是一种人生智慧。

» 开心有助长寿，乐观益于健康

人到老年最重要的一条准则是寻找快乐，开开心心地过好每一天。在现实生活中有不少老年人并不快乐，这也放不下，那也放不下，这也操心，那也操心。一天之中，笑的时候少，愁的时候多；悠闲的时候少，想事的时候多；静坐的时候少，唠叨的时候多。试问，这样活着累不累？能不加速衰老吗？

老年人应当让自己快乐一些，有人总结了以下几个保持快乐的秘诀：

（1）学习为乐。流行病学调查发现，受教育程度越高，患痴呆的比率越低，文盲老人患病的危险是非文盲者的17倍。不断学习可以让人产生我的脑子还行、我还有用的心理。所以，老年人每天应抄录5首唐诗，做一些简单的运算，唱几首歌曲，朗读一段报纸新闻，以此作为一种健脑的方式。

（2）穿着为乐。有人调查，90%以上讲究穿着的老人，要比实际年龄显得年轻，关键是"我还年轻"的心理对健康有利。宋美龄享年106岁，她一生几乎每天都化妆，而且对服饰尤为讲究，她最爱穿的就是旗袍。享年99岁高龄的书法家武中奇先生也很讲究穿着，即使患膀胱癌住院期间，只要能出病房，一头银发也一丝不乱，护士们都叫他"帅爷爷"。

（3）助人为乐。积极发挥余热，为社会作贡献。积极参与社区公益活动，参加社会慈善活动，能让人开心。美国密歇根大学心理学家克鲁斯等报告说，他们对全美884名65岁以上的老年人进行调查，结果发现，那些认为对所充当的重要社会角色感到心满意足的老年人，一般寿命都比较长。

（4）交友为乐。从百岁老人的心理特征来看，他们大多能与周围的人建立良好的人际关系，善于关心他人，同时，也受到身边人的关照。共同生活有利于老年人健康。

（5）自娱为乐。清晨，可以唱唱歌。在歌声中，心灵得到净化，尤其是当年的老歌，能给老人带来当年的美好回忆，能激起对生活的热爱，是特别好的保健药。

（6）说笑为乐。说俏皮话、笑话、家常话，说趣事、稀奇事、新鲜事，健脑又开心，能够延缓衰老，防止痴呆。

心情愉快、性格开朗是长寿老人的共同特征。老年人不要奢望生活处处如意，但可以从一点一滴做起，想办法摆脱烦恼，享受生活的乐趣。

» 健康长寿四字箴言：慈、俭、和、静

传说中，养生家李庆远是清末民初的中医药学者，也是闻名世界的老寿星之一。李氏深明养身养心之道，在漫长的一生中，他遵循养身养心的四字箴言——慈、俭、和、静，对世人很有教益。

1. 慈

"慈"就是心底慈善。李氏说："盖人心能慈，即不害物，即不损人。慈祥之气，养其天和也。"以慈善仁德为本，是历代养生家所倡导的。李氏把"慈"字摆在四字之首，把仁德作为立身之本。他常说："无名利之系其心，无机械之乱其神，浑然天真，如葛天之民，故可以延年也。"就是说，只要心存仁慈，不看重名利，不钻营，保持天真的情趣，就能延年益寿。

2.俭

关于"俭"，李氏倡导这样的生活方式："俭于饮食则养脾胃，俭于嗜欲则聚精神，俭于言语则养气息，俭于交游则洁身寡过，俭于酒色则清心寡欲，俭于思虑则蠲除烦恼。凡事省得一分，即受一分之益。"就是说，饮食简单就可以减轻脾胃的负担，欲望简单就可以精神清明，少说话则可以养住气息，人际关系简单可以洁身自好，少沾酒色可以清心寡欲，少思虑可以免除烦恼，凡事省一分，就会受益一分。

3.和

至于"和"，君臣和则国家兴旺，父子和则家宅安乐，兄弟和则手足提携，夫妇和则闺房静好，朋友和则互相维护，因此，和气致祥，对身体也是很有好处的。

4.静

"静"指身不可过劳，心不可轻动。中医学认为，人体内元气是生命之源，"静"可以很好地培养元气，适当活动，能使元气很好地循环，有利于养生。李氏为了修身养性，就每天坚持静坐练功，还抽出一定时间操练拳术，既培养了元气，又让元气得以很好循环。

其实生活的本质就应该是这样，以仁德为本，简单生活，清心寡欲，和谐共存，宁静致远，做到这些，长寿就成为非常自然的事情。

» 疏导法，让坏情绪顺流而下

古人云："忍泣者易衰，忍忧者易伤。"如果您在日常生活中遇到令人烦恼、怨恨、悲伤或愤怒的事情，而又强行将它压抑在心里，就会影响您的身心健康。因为人的声调、表情、动作的变化，泪液的分泌等，可以被意志控制，而心脏活动和血管、汗腺的变化，肠、胃、平滑肌的收缩等随着情绪而变化，不受人的主观意志控制。

因此，当遭遇负面生活事件并引起不良情绪时，千万不要强压自己的感情，应当学会自我解除精神压抑。

怎样才能最有效地解除精神上的压抑呢？手段之一是发泄，即在不危害社会和他人，不影响家庭的情况下，发泄一下自己的情绪。可采用以下方法：

1. 一分为二法

在人生的历程中不可避免会有挫折和失败，在遭遇挫折和打击时，要有坚强的意志和承受能力，要让自己的心理处于乐观、理智、积极的状态中，这样才能迅速走出情绪的"低谷"，以保持身体的健康。

困境和挫折，绝非人们所希望的，它们会给人带来心理上的压抑和焦虑。善于心理自救者，能把这种情绪升华为一种力量，引至对己、对人、对社会都有利的方向。古之文王、仲尼、屈原、左丘、孙子、吕不韦、韩非、司马迁等，之所以为后世传颂，就在于他们在灾难性的心理困境中以升华拯救了自己，塑造了强者的形象。

2. 补偿法

人无完人，一个人在生活或心理上难免有某些缺陷，因而影响某一目标的实现。人会采取种种方法弥补这一不足，以减轻、消除心理上的困扰。这在心理学上称为补偿作用。

补偿是以另一个目标来代替原来尝试失败的目标。如日本著名指挥家小泽征尔，原是专攻钢琴的。当手指摔伤后十指的灵敏度受到影响时，曾一度十分苦恼。后来他毫不犹豫地改学指挥而一举成名，从而摆脱了心理困扰。

另一种补偿是凭借新的努力，转弱为强，达到原来的目标。希腊政治家狄塞西尼斯因发音微弱和轻度口吃而不能演讲，于是下决心练习口才，把小卵石放在嘴里练习讲话，并面对着大海高声呼喊，最终成为世界闻名的大演说家。

3. 不满发泄法

当不良情绪来临时要疏导、分解，而不能抑制、阻塞。释放可以是发泄，可以是倾诉，可以是表达。发泄可以是身体运动式的发泄，也可以是言语上的发泄，但要通过适当的途径来排解和宣泄，不能伤到他人，无论是从语言上，还是从行为上。

据说，美国某任总统的办公室内设一个装满细沙的沙箱，用以在必要时宣泄心中的怒气。这实在是明智之举，是智者和强者所为，因为这是陷入极度心理困境时的最佳自救策略。

4. 语言调节法

语言对情绪有重要的影响，当一个人悲伤、愤怒、焦虑不安时，可以朗读幽默的诗句，或颇有哲理性的格言，如"留得青山在，不怕没柴烧""比上不足，比下有余""难得糊涂"，或用"制怒""忍""冷静"等字句来自我提醒、自我安慰、自我解脱，以调节自己的情绪。

» 变通法，变通思维消除负面情绪

医学专家把焦虑、抑郁、愤怒、恐惧、沮丧、悲伤、痛苦、紧张等不良情绪叫作负面情绪。负面情绪若超过人体生理活动所能调节的范围，就可能与其他内外因素交织在一起，引发多种疾病。从下面的故事来看，消除负面情绪是保持良好人际关系、保持身心健康的重要手段。

明朝开国皇帝朱元璋喜爱钓鱼。一天，他命才子解缙和自己一起到御花园钓鱼，解缙一连钓了好几条，而朱元璋的鱼竿毫无动静，他不禁面带怒色。解缙眉头一皱，笑着对皇上说："启奏万岁，那小小的鱼儿是个非常机灵、识礼的小东西。"朱元璋一时不解其意，解缙稍加思索，吟道："数尺丝纶落水中，金钩抛去永无踪。凡鱼不敢朝天子，万岁君王只钓龙。"一听此诗，朱元璋转怒为喜了。

若想消除负面情绪，最根本的方法就是调整思维方式，也就是我们平时所说的换一个角度看问题。正所谓："塞翁失马，焉知非福？"人世间的好事与坏事都不是绝对的，在一定的条件下，坏事可以引出好的结果，好事也可能会引出坏的结果，上述故事便是思维变通的典型案例。

当然，在调整思维方式的同时，还可以试着使用下面这些简单的方法消除负面情绪。

1.釜底抽薪法

当一方气盛难平时，另一方要心平气和，冷静沉着，以使对方怒气消散，即力求釜底抽薪，避免火上浇油，切忌针尖对麦芒。实践证明，退一步海阔天空，让三分风平浪静。

2.疏泄释放法

因想不通而心烦不安或心情不快时，可找自己要好的朋友或亲友倾诉，以求得到劝解与帮助，或哭出来，切不可闷在心里使之积聚成一颗"定时炸弹"。

3.精神转移法

愤怒或忧伤时，头脑中会产生强烈的兴奋中心，此时可暂时离开这个环境，通过做别的事寻找一些"新刺激"，让新的兴奋冲淡或抵消原有的不良情绪。

4."小事糊涂"法

在实际生活中，许多人往往不能控制自己的情绪，遇到不顺心的事，要么借酒消愁，要么以牙还牙，更有甚者轻生厌世，这些都是错误的做法。而"小事糊涂"既能使非原则的矛盾悄然化解，也可使紧张的人际关系变得宽松，使人以开阔的胸怀接纳他人而不致挑起无谓的争端。

5.自嘲自解法

自我嘲弄自己的愚昧、无知、缺陷，甚至狼狈相，这样不仅不会贬低自己，还会缓解情绪，分散自己的精神压力。要多看别人的长处，想到自己的短处，自觉调整自己的意识和行为。

» 冥想法，闭上眼睛就能带来快乐

如果您没有什么特别喜爱的运动，又想放松心情，没关系，总有一招适合您。您不需要借助书籍、图片、资料等，只需要静下来，发挥想象力即可。您可以坐着、横躺、斜卧、竖立，总之，您想怎么样都行，只要您的脑袋处在冥想状态之中。

冥想是一种停止左脑活动，让右脑单独活动的思维方式。冥想的内容以图像和情景为主，冥想的效果是愉悦的感受。

有人以为冥想是一种很难达到的境界，其实它一点也不难。只要稍加训练，您就能学会那些原本只有僧人、气功大师和心理医生才能掌握的冥想术。

要想进入良好的冥想境界，需做到以下几点：

1. 停止左脑活动

不要做逻辑推理和得失计算之类的思维活动，只让右脑不断幻化出愉快的情景和美好的图像。如果您总是想着自己还没有完成的工作，您就会让自己身心疲惫，越来越累。相反，如果停止思考未完成的工作，只用右脑自由发挥，很多意想不到的灵感就会涌现，从而给左脑的思考打下一个坚实的基础。

听一段自己喜欢的音乐，享受阳光的沐浴，领略大海的宽广，欣赏湖光山色，洗热水澡的时候愉快地哼着曲子，这样的行为都是右脑的独自活动，很容易使自己进入冥想状态。

2. 降落思维的尘埃

经过一天的思考后，清点一下左脑的记忆库，您会发现很多没有用的东西犹如尘埃一样遍布在大脑空间里，比如乏味的电影片段，他人对自己不利的话语，计算的错误，决策的未定，前景的莫测等，这些心灵尘埃若总是挥之不去，就会影响思维的效率。此时，大脑所要做的事情，就是把这些思维尘埃都从记忆库中删除，以便换来一个透明的思维空间。

清除思维尘埃的方法很简单，只要全身放松，想象思维的尘埃像流星一样渐渐降落并消失于无形之中，就可以感觉到大脑越来越空明，越来越舒畅。这样的冥想方式还可以起到治疗失眠、提高睡眠质量的作用。

3.清除大脑的垃圾

左脑计算的时间太久，会引起脑后多处穴位的封堵。科学家现在对中医所说的穴位已经有了初步的认识，他们认为穴位封堵是体内乳酸分泌的结果。抽象思维的结果就是乳酸对脑后穴位的封堵，我们可以把这种乳酸称为"大脑垃圾"。

在冥想之前，利用缓慢柔和的运动或按摩手法，先行打通那些被封堵的穴位，特别是打通脑后感觉很酸的穴位，等这些穴位的酸痛情况减轻后再去冥想，效果将会更好。否则冥想的效果可能出现得比较慢，甚至会让您失去耐心而重新陷入左脑的抽象思维中。

掌握了这些基本知识，您就可以打坐冥想了。

（1）仰卧在床上，手脚舒适地伸展放平，闭上眼睛，进行1分钟的缓慢深呼吸，幻想自己身处一个远离世俗的世外桃源中。

（2）幻想前面是绿色的山头与辽阔的草原，清风徐徐吹来，令人有说不出来的舒畅感觉。进而放慢呼吸节奏，会感到身轻如燕，像飘浮于半空之中。

（3）幻想仰卧在一片水清沙白的海滩上，身下沙细而柔软，浑身暖洋洋的，耳边响起一阵阵美妙的涛声，愁烦全然忘记，只让蓝天碧海洗涤身心，闭上眼睛安然躺在大自然的怀抱中。

（4）如果觉得有一股怨气积聚在胸中，就从心里幻想那正是一切烦恼储存的仓库。然后深深地吸一口气，再长长地呼出，紧接着是几下呼气。不断重复这个动作，使假设的愁闷也随着呼出的空气而消散殆尽。

（5）幻想眼前正是日落西山的景象，在心中响起一阵悦耳的笛子吹奏声，心思被带至遥远的地方，呼吸变得又长又慢，好像慢慢地往谷底下沉，从而进入梦乡。

第三节　怡情悦性，长寿就是这么简单

» 您养花，花也在养您

有句话说得好："常在花中走，能活九十九。"养花，有动有静，动静结合，是养生保健的一种有效方法。培育花卉，就像抚育孩子那样无微不至。栽植、除草、施肥、浇水、修剪、绑扎、防寒，等等，都是身、脑、手、脚、眼齐用的劳动，一年四季不得闲。这种劳动是平和的、适度的，发自内心喜欢的，心甘情愿的。这样的劳动虽然也要付出一定的辛苦，但是快乐、舒心、幸福，是一种高雅的享受，有助于身心健康。

著名作家老舍先生深谙此道，他在《养花》一文中写道："我总是写几十字，就到园中去看看，浇浇这棵，搬搬那盆，然后回到屋中再写一点，然后再出去，如此循环，让脑力劳动和体力劳动结合到一起，有益身心，胜于吃药。"

其实，有关赏花对写作与养生的裨益，清人袁枚在诗中也有提及，他说："幽兰花里熏三日，自觉身轻欲上升。"花卉的色、香、韵、姿，使人悦目调神，能获得愉悦感、舒适感、宁静感。观赏花卉可以排解压力、怡情增寿，是很好的养生保健方法。

花的色，不仅赏心悦目，而且有益于健康。蓝色花卉使人精神镇定，头脑清爽；绿色花卉有助于消除眼睛的疲劳；红、橙、黄色的花卉，会令人精神振奋；白色的花卉会使人产生清凉、安静之感。

花的香，更是有祛病健身之功效。中医素有"闻香祛病"的治则。三国时，神医华佗曾用花绸布制成小巧玲珑的香包囊，里面装上香草、丁香、檀香等，悬挂于室内，用于治疗肺痨、吐泻等疾病。到了近代，又出现了"花香疗法""园艺疗法"，许多国家都开始研究"花香疗法"，颇有收效。

花色花香是良药。置身于鲜花丛中，可以使您感到舒心悦目，对大脑、四肢、脏腑的保健也有效果。火红色彩的杜鹃、石榴、月季、牡丹使您感到生命充满了活力，精神为之一振；翠绿色彩的君子兰、龟背竹、仙人掌、吊兰，使您感到疲劳顿消，耳聪目明；淡竹叶吐露出蓝色精灵，可让您做一个甜甜的梦；蜡梅枝头绽开的朵朵金黄让您感到人生温馨如春。赏花时这些健康积极的联想，就像一杯甘醇的美酒，可以把您的思想带进一种令人陶醉的境界，养生健体亦在其中。可见，"人勤花亦好，花好益人寿"。

花草树木生长的地方空气清新，呼吸时可获得充足的氧气。另外，许多花卉的香气能够抑制病菌，预防感冒，减少呼吸系统的疾病。例如，能使皮肤温度降低1℃～2℃，脉搏平均每分钟减少4～8次，呼吸放慢而均匀，血流减缓，心脏的负担减轻，嗅觉、听觉和思维活动的灵敏性也会得到增强。各种慢性病患者，可以从种植花草与照管、观赏盆栽花卉中得到不少益处。比如神经官能症、高血压、心脏病患者，能改善心血管系统功能，降低血压，缓解紧张情绪，增强大脑皮质机能。

古人云："我养花，花也养我""花如人，人似花"。自古以来，人们喜欢寄情于花，将自己的喜怒哀乐寄寓花中，也将人生的得失成败寄寓花中，人品与花格相互渗透，人格寄托于花格，花品依附于人品。花的风姿、花的神韵、花的清丽、花的恬静为人们洗涤心灵，排解忧郁和烦恼，启迪心智，促进身体健康，作出了无尽无穷的奉献。花草不仅养身，还可治病，是老年人养生的好方法。

» 读书使人睿智，更使人长寿

我国西汉时期的刘向曾提出这样的观点："书犹药也，善读之可以医愚。"意思是书像药一样，好好读书可以医治愚蠢。从医学的角度来看，读书也是可以治病养生的。人的健康有两个方面，生理健康和心理健康，二者相辅相成，互为影响。心乃内因，身是外因，身通过心而起作用，心则常常反作用于身。身健和心健对人都很重要。而读书，于心健和身健均有裨益。

经常读书，对老年人的养生治病有莫大的帮助。读书与生理健康息息相关。中医学认为"脑为元神之府"，意思是说大脑是否健康，直接影响人的整个机体。医学家做过调查，大多数喜欢读书和从事脑力劳动的人都具有发达的脑神经，即使到了耄耋之年仍旺盛不衰。生命在于运动，脑力在于活动。读书治学，有助于增强脑神经系统对机体的控制能力，是健脑壮身、养生防疾的良方。

　　读书对心理健康也很有益处，还可以用于情志方面疾病的治疗，诸如疑虑、灰心、心烦、急躁、萎靡、气盛等，大都可以通过读书得以调理和矫正。春秋时有个鲁国人叫闵子骞，因为怀才不遇，积郁成疾，看了不少医生也不管用，后来对孔子的书产生了兴趣，便天天读之，久之，心开一窍，忧虑病就逐渐好转。

　　读书还有一个好处：延年益寿。专家研究发现，人群中寿命最长的是哲学家。美国的人口学者预测寿命时，给勤奋学习的人加3岁。古今中外，文人与学者长寿者甚多，这与他们持之以恒、锲而不舍地读书写作密切相关。

　　若能多多阅读书籍，必能对养生治病有莫大的助益。

》踏遍青山人未老

　　爬山锻炼脚力，也锻炼心肺功能。俗话说："人老脚先衰。"人的脚有劲，就能跑能跳能走，就不易衰老。就练脚劲来说，爬山的效果最好。

　　脚是人体之根，经常爬山可以增强下肢力量，提高关节灵活性，促进下肢静脉血液回流，预防静脉曲张、骨质疏松及肌肉萎缩等疾病，能有效刺激下肢的6条经脉及许多脚底穴位，使经络通畅，延缓衰老。爬山时双臂摆动，腰、背、颈部的关节和肌肉都在不停地运动，可促进身体能量的代谢，增强心肺功能。爬山具有强体、保健及辅助治疗之功效。

　　爬山耗氧量很大，老年人大都腿脚不太灵便，眼神不好，动作迟缓，有的患有心脑血管病、糖尿病等慢性疾病，因此老年人爬山，一定要根据自己的身体状况，注意安全。老年人爬山需注意以下几点：

（1）老年人要因身体而异。患有心脏病，最好不要爬山。另外患有癫痫、眩晕症、高血压、肺气肿的人，也不宜爬山。

（2）冬天最好等太阳出来后再去爬山。一般吃早饭后再去爬山为好，爬山时穿衣要注意保暖，鞋要合适、跟脚。

（3）注意多喝水。喝水一方面可以稀释血液，另一方面可以减轻运动时的缺水程度。在爬山时要注意随时补充水分，可尽快恢复体力。

（4）要循序渐进。爬山前先做热身，然后按照呼吸频率，逐渐加大运动强度。爬山速度不宜过快，以没有不良反应、不明显喘气为度。

（5）注意不要迷路，不要钻那些没有人走的山林。最好带上通信工具如手机，万一发生意外便于同外界联系。

（6）注意科学地休息。爬山中途休息应长短结合，短多长少。短休息以站着休息为主，长休息应先站一会儿，再坐下休息。

（7）扭伤切忌局部按摩。最好冷敷20~30分钟，以便达到消肿和止痛的作用。出发前可以随身带一点创可贴、紫药水等，以备不时之需。

» 热爱音乐是长寿的秘诀

音乐养生是中医养生学的一个组成部分。运用音乐来调剂人们的精神生活，改善人们的精神状态，从而起到预防、治疗某些心理情志疾病的作用，这在我国很早就有文字记载了。

那么，音乐养生的原理是什么呢？战国时代的《乐记》中说："凡音之起，由人心生也。人心之动，物使之然也。"明代张景岳在《类经附翼》中解释说："乐者，音之所由生也，其本在人心之感于物也。"也就是说，音乐首先感受于人心，而心在中医生理学中又主宰着人的神与志，一曲活泼欢快的乐曲能使人振奋精神，激发情趣；一首优美雅静的乐曲却让人畅志抒怀，情绪安定。相反，一曲悲哀低沉的乐曲，却能催人泪下，令人悲切不已。这就是所谓外因通过内因来调节心理上的不平衡状态。因此，音乐对于人具有康复情志、娱乐养生的意义。

音乐养生听起来时尚又轻松，实际上却是历史久远，古人甚至用它来治病。北宋大文豪欧阳修曾因为忧虑国务而饮食难入、形销骨立，用尽各种治疗方法也是徒劳。后来，友人孙道滋用中国古代宫调式的曲子治好了他的病，令欧阳修不得不感叹："用药不如用乐矣！"

用音乐治病如用药，本来乐、药两字同源，说明音乐与药物有着独特、本源的联系。就像中药一样，音乐也有升、降、浮、沉四性和寒、热、温、凉四气，可以疏通气血、疏导经络，对人体有着天然的调治能力。音乐也有炮制的过程，通过不同的曲式、节奏、乐器配伍，来达到不同的治疗目的。曲调平滑流畅、柔和温婉、节奏舒缓适中的音乐可以缓和人兴奋激动的情绪；一些心情晦暗抑郁、胸闷不舒的人听到高远辽阔、曲调豪迈舒展的音乐，则觉心情恬适、气机调畅许多。

中医学比较重视音乐医疗和康复养生的关系。中医认为："天有五音，人有五脏，天有六律，人有六腑。"于是在《黄帝内经·素问》中便记述了"宫、商、角、徵、羽"这五种不同的音阶，并进一步将它落实到五脏，出现了"脾在音为宫，肺在音为商，肝在音为角，心在音为徵，肾在音为羽"。经研究证实，音乐确有促进消化液的分泌和吸收功能。从脏腑学说来讲，五音合五脏，从五行学说理解，心属火、脾属土。音乐感受于心，然后根据五行生克规律，即"火能生土"，故心受之能对脾胃产生影响。其他各脏的原理也基本如此，都是通过音乐所产生的精神意识活动来使"五脏以应五音"的。

总之，音乐确实具有一定的怡情养生及康复医疗作用，愿老人在轻松欢快的旋律中欢度自己美好的晚年。

» 寿从笔端来，习书读帖养身心

中医学认为，人的健康长寿离不开养气活血。书法与气功相通，讲究静以修身，俭以养性，自古便有"书画人长寿""寿从笔端来"之说。习书者把人体精气贯穿于字里行间，既陶冶情操，又开阔视野。

书法家中长寿者大有人在，戎马一生的萧克上将文武双全，酷爱习书，享年102岁，这与他淡泊名利，致力于文学书法等艺术上的创作密不可分。另一位102岁的老人是著名的诗人、书法家、教育家和社会活动家梁披云先生，他20世纪60年代从海外回到澳门定居，高寿的原因之一是经常练书法，写出来的字雄浑飘逸，自成一体。

练书法是一种体力和脑力有机结合的艺术劳动，集全身气力和思维于笔端，使动、静、乐融为一体。练到一定程度，便可沟通内气运于笔端，起到祛病强体的作用。练书法不仅活动了四肢、全身，而且活动了头脑，是动与静的完美结合。运笔之势，相当于太极拳、气功，外炼形、内炼气，对全身组织、器官进行了一次"按摩"，使呼吸匀称、心境平静、血液循环加快、新陈代谢活跃、抗病能力提高。运用毛笔写字，对肩周炎、腰酸背痛、神经衰弱、精神萎靡、手臂发麻、腰痛背酸，甚至动脉硬化等慢性病也有较好治疗效果。

上海有位书法家说得好："练字乃养生之妙方，能收摄身心，运动气血。"据报道，国内某疗养院曾试用写字、打太极拳、钓鱼这三种方法来治疗神经衰弱症患者，治疗结果亦表明写字疗法的效果最佳。古人云："夫欲书者，先乾研墨，凝神静思，预想字形大小、偃仰、平直、振动，令筋脉相连，意在笔，然后作字。"也就是说，构思必须专心致志，才有助于大脑"入静"，不受外界干扰，进入忘我境界，从而去掉杂念和烦恼，远离身边不愉快之事。

习字时精神饱满，屏声静气，眼手并用，一气呵成，令人神清气爽。作品完成时，喜悦感油然而生，备觉心旷神怡。面对劳动成果，会得到一种美的艺术享受，顿感胸怀坦荡，身心愉悦。不难看出，练习书法既能够使人摆脱紧张，轻松起来，又可以让人告别闲散，充实起来，起到调节生活节奏和内在系统平衡的作用，何乐而不为呢？

» 融入大自然，养在旅途中

旅游是人们所喜爱的休闲活动，对老年人来说更是一种健身养生的运动。谁不热爱如画的风景和清新的大自然？何况人到晚年，心境悠然，更钟情于返璞归真。此外，旅游也是一项很好的健身运动，能活动筋骨，延年益寿。

"仁者乐山，智者乐水"。登山览胜，纵步于山间小径，融身于翠绿之中，远眺碧海蓝天，近观小溪潺潺，旅游过程中对山水的直观体验，除了给人带来美的感受外，对老年人来说更是一个养生的良机。

旅游可以让老年人走出家门，走出狭窄单调的生活，从而改变心境、开阔眼界、陶冶情操，激发其生命活力，同时还可以延缓其智力的衰退。老年人容易沉浸在回忆中，而赏心悦目的外界环境所带来的良性刺激，有利于其克服认知功能的障碍，尤其对老年痴呆症是极好的预防。

融入大自然，去感受湛蓝的天空、明媚的阳光、柔和的微风，去感受浩瀚的大海、清爽的海风，去感受叠翠的山峦、入涧的飞瀑、林间的鸟语花香。这一切无不让人感到心旷神怡，烦恼和疲劳烟消云散。若攀山登岩，泛舟竞渡，则可以促进气血流通，增进新陈代谢，强健心肺。

旅游虽然有利于健康，是养生的一种方式，但也要注意因人、因地、因时而异，具体可因旅游者的年龄、情感需求不同而做改变。比如登山涉水、长途旅行、漂洋过海、探险览胜等适合青壮年人和体力较好者，而泛舟湖上、品茗赏月等就适合中老年人和体质较弱者。

历代养生家多提倡远足郊游，得山水之清气，修身养性。游览名山大川、观赏花草虫鱼、领略田园风光，可以强化呼吸系统、调节气血循环、疏筋活络、增强新陈代谢功能，还可以陶冶情操、排除忧郁。

对于老年人来说，旅游不可像年轻人那样忘情，要注意以下几点：

（1）选择适宜的季节。对年轻人来说，一年四季都是旅游的好时光，即使在寒冬腊月，也可踏雪赏梅，领略红装素裹的自然景色。可对老年人来说，就不能随心所欲了。对患心血管疾病的老人来说，寒冷的天气不宜出游。炎热的天气对老人也是不适宜的，容易引起中暑。故而老人旅行最佳的时期，应该是春、秋两季，有人提出春暖花开和桂花飘香是老年人旅游的最好时光。

（2）选择适宜的景点。我国地域广大，山川秀丽，拥有众多的名山秀水，对老年人来说宜少游山，多玩水，多游古典园林，因为游山免不了要登高涉险，老年人的腿脚毕竟不如年轻人利索。若游古典园林，赏玩湖光水色，便无攀登之劳。如可游玩浙江的西湖、无锡的太湖、苏州的古典园林等，这些迷人的景色同样可使人赏心悦目。

（3）结伴同行。有的老人不服老，精神可嘉。但体力已随年龄增大而日渐衰退，这是自然规律。最理想的是老人与一位比较年轻的人结伴同行，这样彼此之间可以有个照应。再者，随身还需带一根拐杖，以助一臂之力，确保行走安全。

（4）携带一些必要的药品。这些药品包括两类，一类是防治慢性病的药，如慢性病患者，出游时尽管没有症状表现出来，但也要有备无患，带些必要的药品。一类防止晕车、晕船和止泻、消炎或通便的药。出门在外，生活习惯有所改变，容易引起便秘，也可能因水土不服而出现腹泻。此外，还要带一些伤湿止痛膏、酒精、药棉、红药水之类的物品。

（5）携带衣服要适当。春天的天气变化多、温差大，俗话说："春天好似孩儿脸，一日变三变。"早晚气温悬殊，必须多带些轻便、保暖的衣服，便于增减和替换。最好要穿一双合适、松软、透气的鞋。有了合适的鞋，才能保证旅游顺利。